·风湿病中医临床诊疗丛书·

总主编 王承德

产后痹

分 册

主 编 黄雪琪

中国中医药出版社

·北京·

图书在版编目（CIP）数据

风湿病中医临床诊疗丛书 . 产后痹分册 / 王承德总
主编；黄雪琪主编 . —北京：中国中医药出版社，
2019.8（2020.12重印）
ISBN 978 - 7 - 5132 - 5671 - 1

Ⅰ . ①风… Ⅱ . ①王… ②黄… Ⅲ . ①风湿性疾病—
中医诊断学 ②风湿性疾病—中医治疗法 ③产褥病—中医诊
断学 ④产褥病—中医治疗法 Ⅳ . ① R259.932.1

中国版本图书馆 CIP 数据核字（2019）第 174922 号

中国中医药出版社出版

北京经济技术开发区科创十三街 31 号院二区 8 号楼
邮政编码 100176
传真 010–64405721
河北省武强县画业有限责任公司印刷
各地新华书店经销

开本 710×1000 1/16 印张 13.25 字数 188 千字
2019 年 8 月第 1 版 2020 年 12 月第 2 次印刷
书号 ISBN 978 - 7 - 5132 - 5671 - 1

定价 49.00 元
网址 www.cptcm.com

社 长 热 线 010–64405720
购 书 热 线 010–89535836
维 权 打 假 010–64405753

微信服务号 zgzyycbs
微商城网址 https://kdt.im/LIdUGr
官 方 微 博 http://e.weibo.com/cptcm
天猫旗舰店网址 https://zgzyycbs.tmall.com

如有印装质量问题请与本社出版部联系（010–64405510）

—————— 风湿病中医临床诊疗丛书 ——————

《产后痹分册》

编委会

主　编　黄雪琪（国家中医药管理局对台港澳中医药交流合作中心）

副主编　沙正华（国家中医药管理局对台港澳中医药交流合作中心）

　　　　林　海（中国中医科学院广安门医院）

编　委　（以姓氏笔画为序）

　　　　马桂琴（中国中医科学院广安门医院）

　　　　马鹏昌（北京顺天德中医医院）

　　　　王　宁（北京市海淀区玉渊潭社区卫生服务中心）

　　　　王承德（中国中医科学院广安门医院）

　　　　吴玉宏（北京顺天德中医医院）

　　　　聂大庆（长春中医药大学附属医院）

　　　　黄丽敏（北京顺天德中医医院）

　　　　崔殿庆（北京顺天德中医医院）

　　　　梁红娟（北京顺天德中医医院）

　　　　储永良（广东省中医院珠海医院）

　　　　曾建运（北京顺天德中医医院）

母小真（中国中医科学院广安门医院）

刘宏潇（中国中医科学院广安门医院）

汤小虎（云南中医药大学第一附属医院）

许正锦（厦门市中医院）

李兆福（云南中医药大学）

吴沅皞（天津中医药大学第一附属医院）

何夏秀（中国中医科学院广安门医院）

邱明山（厦门市中医院）

沙正华（国家中医药管理局对台港澳中医药交流合作中心）

张可可（江苏卫生健康职业学院）

张沛然（中日友好医院）

陈薇薇（上海市中医医院）

林　海（中国中医科学院广安门医院）

郑新春（上海市光华中西医结合医院）

胡　艳（首都医科大学附属北京儿童医院）

顾冬梅（南通良春中医医院）

唐华燕（上海市中医医院）

唐晓颇（中国中医科学院广安门医院）

黄传兵（安徽中医药大学第一附属医院）

蒋　恬（南通良春中医医院）

程　鹏（上海中医药大学附属光华医院）

焦　娟（中国中医科学院广安门医院）

谢志军（浙江中医药大学）

谢冠群（浙江中医药大学）

甄小芳（首都医科大学附属北京儿童医院）

薛　斌（天津中医药大学第一附属医院）

魏淑风（北京市房山区中医医院）

编写办公室

主　　任　马桂琴

工作人员　黄雪琪　黄兆甲　沙正华　黄莉敏　国雪丽

路 序

　　风湿病学是古老而年轻的学科，《黄帝内经》有"痹论"专篇，将风湿病进行了完整系统的论述和分类，奠定了风湿病的理论基石；《金匮要略》有风湿之名，风湿病名正而言顺。历代医家对风湿病的病因、病机、治则、方剂、治法循而揭之，多有发挥，独擅其长，各领风骚。

　　在党和国家的中医药政策的扶持下，中医药文化迎来了天时、地利、人和振兴发展的大好时机，这是中医药之幸、国家之幸、人民之幸也。中医风湿病学应乘势而上，顺势而为，也迎来发展的春天。

　　余业岐黄七十余年，对风湿痹病研究颇深，每遇因病致残者，深感回天乏力，幸近四十年科技进步，诊疗技术和医疗条件大为改善，中医风湿病诊疗的水平也在发展中得以提高，而对风湿病的全面继承和系统研究则始于 20 世纪 80 年代初期。1981 年在我和赵金铎、谢海洲等老专家倡导下，中国中医科学院广安门医院成立了最早以研究中医风湿病为主要方向的科室即"内科研究室"，集广安门医院老、中、青中医之精英，开展深入系统的风湿病研究；1983 年 9 月，在大同成立中华全国中医内科学会痹症学组；1989 年在江西庐山成立全国痹病专业委员会；1995 年 11 月在无锡成立中国中医药学会（现为中华中医药学会）风湿病分会。在我和焦树德先生的推动下，中医风湿病的研究距今已近四十载，期间，我相继创立了燥痹、产后痹、痛风等风湿病的病名，阐释了其理论渊源并示以辨证心法及有效方药；我还主持修订了风湿病二级病名如五脏痹、五体痹等诊疗规范，明确其概念、诊断及疗效评定标准，丰富了中医风湿病的理论内涵，为中医风湿病学的标准化、规范化奠定了基础。在我的参与和推动下，研发了风湿病系列的中成药，如尪痹冲剂、湿热痹冲剂、寒湿痹冲剂、瘀血痹冲剂、寒热错杂痹冲剂等，临床一直沿用至今，经多年临床观察，其疗效安全满意。我就任风湿病分会主任委员期间，主持、举办了多次国内外风湿病学术会议，并筹办了多期中医风湿病高研班，大大地促进了风湿病的学术交流和学科的进步与发展。

王承德是我招来的研究生，从工作分配到风湿病分会，一直在我门下且当我的秘书，我对其精心培养，并推荐他为风湿病分会主任委员。自王承德同志担任第二届、第三届中华中医药学会风湿病分会主任委员以来，风湿病学界学术氛围浓厚，学术活动丰富，全国同道在整理、继承的基础上不断进行探索和创新研究。"据经以洞其理，验病而司其义"，按尊崇经典、注重临床、传承创新的思路，参照标准化、规范化的要求，在"十一五""十二五""十三五"全国重点专科——风湿病专科建设成绩卓著，中西结合，融会新知，完善了中医风湿病学的学术体系。

承德同志授业于谢海洲先生门下，尽得其传，对焦树德先生、朱良春先生、王为兰先生的经验亦颇多继承，谦虚向学，勇于实践，精勤不倦。这次由他领导编撰的《风湿病中医临床诊疗丛书》囊括了最常见的风湿病中17个病种，每种病独立成册；各分册都循统一体例，谋篇布局，从中医的历史沿革、病因病机、治则方药，到西医的病因病理、诊断治疗，以及中西医康复护理、专家经验荟萃和现代研究，中西贯通，病证结合，反映了当今中医风湿病学界的最新学术进展；按照《黄帝内经》五脏痹－五体痹的方法论去认识各种西医诊断的风湿病，进行辨证施治。其立论严谨，条理分明，实用有效，体现了中医辨治风湿病的最高学术水平。《风湿病中医临床诊疗丛书》将付梓面世，这是我们中医药事业之幸事，风湿病患者之福音。

余九旬老叟，心乐之而为序。

国医大师 路志正

岁在戊戌，戊午秋月

王 序

　　风湿之病，由来已久，常见多发，缠顽难愈，医者棘手之世界难题。中医对风湿病的认识远远早于西医，如《黄帝内经》著有"痹论"和"周痹"专篇，对风湿病的病因病机、疾病分类、临床表现、治则方药、转归预后等都有系统、全面、深刻的阐述；明确地提出五体痹（皮、肉、筋、脉、骨）和五脏痹（肺、脾、肝、心、肾），详细地论述了五体痹久治不愈内舍其合，而引起五脏痹。中医学早就认识到风湿病引起的内脏损害，更了不起的是，中医的痹病包括了现代西医的绝大部分疾病。汉代张仲景《金匮要略》首立风湿之病，历代医家各有发挥，如丹溪湿热论，叶天士温热论，吴鞠通湿温论，路志正燥痹论，焦树德尪痹论，谢海洲扶正治痹，朱良春顽痹论等，他们各有发挥和论述，其医理之精道，治法之多样，方药之专宏，内容之翔实，真是精彩纷呈，各领风骚。

　　中医风湿病学是中医药宝库中一朵秀丽的奇葩，也是最具特色和优势的学科之一。

　　承德是我的学生，是谢海洲老师的高足，也是路志正老师、焦树德老师的门生。多年来我很关心和培养他，许多学术活动让他参加，如我是中华中医药学会急诊分会主任委员，他是秘书长，在我们的共同努力下，急诊分会从无到有，由小到大，从弱到强，队伍逐渐壮大，学术不断提高，影响越来越大，改变了中医慢郎中的形象。

　　多年来，承德跟随路老、焦老从事风湿病分会的工作，在二老的带领下，风湿病分会不论在学科建设、人才培养、学术研究、学术交流、国际交流等方面都取得了显著的成绩。承德又接路老的班，担任了风湿病分会主任委员。

　　承德近期组织全国中医风湿病著名专家学者，耗时 3 年之久，几经易稿，编辑了《风湿病中医临床诊疗丛书》，计 17 个病种，各病独立成册，编写体例新颖，汇集中西医，突出辨证治疗和各种治法，总结古今名家治疗经验是该书的重点所在。该丛书全面、系统地总结、归纳了中医风湿病历代医家和近年研究概况、学术进展，是风湿病集大成之巨著，资料翔实，内容丰富，经验宝贵。

丛书的面世正是中医风湿病各界砥砺前行的见证，可谓近代中医学发展的一簇茁壮新枝，是中医学之幸事，风湿病之福音，可喜可贺！欣慰之至，乐之为序。

中国工程院院士
中国中医科学院名誉院长　　　　王永炎

戊戌年秋月

晁 序

昔人云，不为良相即为良医。相之良则安天下，医之良则救黎庶。庙堂之与江湖，虽上下有别，隐显各殊，然用心一也，视事深虑，不敢轻慢，医者当谨思之，慎审之，余深以为然。

《黄帝内经·素问》凡八十一篇，通天道，顺四时，理人事。其中有大论别论，法时全形，精微刺要，无所不至。而论及病，仅热、疟、咳、风；厥、痛、痹、痿概十一病，皆古今大众之苦楚也。病平而常，苦痛难当。尤痹论风寒湿三气合杂，病也顽，患也重，治更难，为医之苦也。

中医药学植根于中华传统文化之中，乃中华文化之奇葩。其提挈天地，把握阴阳，探理溯源，治病求本，辨证施治，大道至简，大理通明，深究之，细研之，发扬光大，诚不失我华夏后生之职守也。

承德是我的学生，也是我的助手，我是急诊分会主委，他是秘书长，多年来我们为中医急诊分会的组织建设、学科发展、学术交流、人才培养、成果推广进行了不懈努力，使中医急诊学科建设迅速发展壮大，成为全国有影响的学科，为我国中医急诊工作做出了应有的贡献。

承德及众贤达之士潜心风湿病数十年，继承焦树德、谢海洲、朱良春之遗风，兼秉路老重脾胃调五脏之枢机。在中华中医药学会风湿病分会及世中联中医风湿专业分会中继往开来，砥砺前行，统筹国内一流大家，重订《实用中医风湿病学》，在"十一五""十二五"全国中医重点专科——风湿病专科建设之后，再度筹措编纂《风湿病中医临床诊疗丛书》。以西医学主要风湿病名为分册，归纳类风湿关节炎、强直性脊柱炎、系统性红斑狼疮、白塞病、痛风、骨关节炎等十七分册。统一体例，独立成卷，纵论历史沿革、辨证要点、诊断标准、历代医家治则验案、文献索引；横及现代医学之病理、生化、检测方法。全书纲举目张，条分缕析，广搜博采，汇通中西，病证结合，立法严谨，选药精当，医案验证可采可信。书中引经据典，旁证参考，一应俱全，开合有度，紧束成篇，可通览亦可分检之。

《风湿病中医临床诊疗丛书》汇集国内著名中医风湿专家，通力合作，如此鸿篇巨制，乃风湿病诊疗之集大成者，蔚为壮观。此非高屋建瓴、统摄权衡者不敢为也，非苦心磨砺、独具慧眼者，不能为也。此书可为初学者张目，可为研究者提纲；读之则开卷有益，思之可激发灵光；医者以之楷模，病者可得生机。善哉，善哉。

览毕，余为之庆幸，愿以为序。

国医大师　晁恩祥

戊戌年冬月

自 序

　　光阴似箭，岁月如梭，一晃吾已年逾古稀。回首五十多年走过的行医之路，艰辛而漫长，也坦然豁然。我从小酷爱中医，梦想长大能当一名郎中，为乡亲们解除病痛。初中毕业，我考上了甘肃省卫校，被分配到检验专业，自此决心自学医疗和中医知识。时逢"文革"动乱，我自己去甘肃省人民医院进修，如饥似渴地学习中西医知识。毕业后，我自愿报名去了卓尼疗养院（麻风病院），因医院正在建设之中，闲暇时间较多，我就背药性赋、汤头歌等。从1970年大学开始招收工农兵学员，我每年都报名，终于1976年考上了北京中医药大学，走上了学习中医之路，实现了学中医的梦想。入学时，我们又赶上粉碎"四人帮"的好时机，"文革"期间老教授们都未上台讲课，此时重上讲台，积极性很高，我们聆听了任应秋、刘渡舟、赵绍琴、王绵之、董建华、焦树德、程士德、施汉章等大师们的讲课，真是万分荣幸。

　　我的毕业实习是在广安门医院，有幸跟谢海洲、路志正老师侍诊学习。毕业后我被分配到甘南州人民医院工作。1982年我报考了中国中医科学院广安门医院由赵金铎、谢海洲、路志正三位导师招收的痹病专业硕士研究生，这也是我国第一个中医风湿病专业的研究生，从此开始了我的风湿病研究工作。学习期间，除跟谢老临诊之外，我阅读了大量古今有关风湿病治疗的文献，总结了谢老治疗风湿病的经验和学术思想。我的毕业论文是《论扶正培本在痹病治疗中的重要意义》，后附100例病案分析。论文在总结谢老经验和学术思想的基础上提出了几个新的学术观点。如从病因病机方面，强调正虚是发病之本，提出"痹从内发"。风湿病的发病，不仅是内外合邪，更是内外同病，正虚为本，此乃发病之关键。脾虚外湿易侵，阳虚外寒易袭，阴虚外热易犯，血虚外风易入。此外，外未受邪，脾虚生内湿，久生痰浊，血虚生内风，阴虚生内热，阳虚生内寒，气虚生瘀血，风、寒、湿、热、痰浊、瘀血从内而生，留于肌肤筋脉，停滞关节，闭阻气血，内侵五脏，痹从内生。

我在论文中提出"痹必夹湿"的观点。我在查阅历代文献时发现，《说文解字》曰："痹，湿病也。"《汉书·艺文志》曰："痹，风湿之病。"《素问·痹论》曰："风寒湿三气杂至，合而为痹。"张仲景将该病放在《金匮要略·痉湿暍病脉证治》的湿病中论述，清·吴鞠通将该病放在《温病条辨·中焦篇·湿温》中论述，足见历代医家对风湿病从湿论治的重视。此外，发病的病因病机、临床表现、转归预后等都与湿有密不可分的关系。湿为阴邪，易伤阳气，其性重浊，黏滞隐袭，秽浊潮湿，其性趋下，阻遏气机，病多缠绵难愈。湿邪在风湿病的发生发展、转归预后等方面有重要影响，大凡风湿病者，多肌肉重着酸痛，关节肿胀，肌体浮肿，周身困倦，纳呆乏味，病程缠顽难愈。

湿为重浊之邪，必依附他物而为患，内蕴之湿，多可从化，非附寒热不能肆于人，感于寒则为寒湿，兼有热则为湿热，夹有风则为风湿。诸邪与湿相合，如油入面，胶着难化，难分难解，故风湿病一般病程较长，缠顽难愈。

我强调脾胃在风湿病中的重要地位。以往医家重视肝肾，因肾主骨，肝主筋，风湿病主要责之于肝肾，强调肝肾在风湿病中的地位。基于"痹必夹湿"的认识，脾属土，主运化水湿，湿之源在脾，土旺则胜湿；脾又主四肢和肌肉，阳明主润宗筋，主束骨而利关节，气血之源又在脾，故脾胃在风湿病中占有非常重要的地位。

在治疗方面，历代医家以祛邪为主，我提出扶正培本为基本大法。在扶正方面，滋阴以清热，温阳以散寒，养血以祛风，益气以化瘀。历代医家重视肝肾，我更强调脾胃，健脾益气、化湿通络是治疗风湿病的基本法则。因风湿病的病位多在中下二焦，病邪弥漫于关节与筋膜之间，故用药宜重，药量宜大。因痹必夹湿，湿多与他邪裹挟、胶着难解，故证型不易变化，治疗要守法守方。风湿病是世界之顽疾，非常之病必用非常之药，顽难之疾需用特殊之品。有毒之药也称虎狼之品、霸道之药，其效快而猛烈，能斩关夺隘，攻克顽疾，非一般药可比。我治风湿病善用有毒和效猛之品，如附子、川乌、草乌、细辛、马钱子、雷公藤、全虫、蚂蚁、水蛭、大黄、石膏等，只要辨证正确，配伍合理，是安全有效的。如雷公藤配附子之后，毒性大减，雷公藤性寒味苦治热证为宜，不宜寒证；附子大热，治寒证为宜，热证慎用。二者配伍，毒性大减。另附子大热，若配大黄或知母之类，能够制其热，减毒性，其疗效明显提高。

经过近四十年的临床验证，我以上关于风湿病的学术观点越来越被证明是正确的，对指导风湿病的临床还是有价值的。

我在攻读研究生期间就跟路志正和焦树德等老师从事风湿病分会工作，先后担任秘书、秘书长、副主委、主任委员。2000年我被路老推荐并选举为第二届风湿病分会主任委员，直至2015年卸任。几十年来，在路老和焦老的精心培养和正确指导下，风湿病分会从小到大、从弱到强，学术队伍从最初的二十余人发展至目前四百多人，发展迅速，学术水平逐年提高，规模逐年扩大，每年参会代表有五百多人，学术氛围浓厚。到目前为止，共举办全国性风湿病学术会议二十余次，召开国际中医风湿病学术研讨会十多次，举办全国中医风湿病高研班二十多期。2010年在北京成立了世界中医药学会联合会风湿病专业委员会，我担任会长。至今已在马来西亚、美国、俄罗斯、西班牙、葡萄牙、意大利、新西兰、泰国等国家及北京、台湾、香港等地举办世界中医药学会联合会的年会，并举办国际中医风湿病学术研讨会分会场。

多年来，风湿病分会重视规范化、标准化研究。鉴于该病病名混乱，如1983年学组刚成立时称为痹症学组；大家认为"症"是症状，不能称为痹症，于是更名为痹证专业委员会；大家又认为"证"是一个证候群，也代表不了疾病，于是又改为痹病专业委员会。西医学对此病的认识也在不断变化，20世纪60～70年代称胶原化疾病，70～80年代称混合结缔组织病，90年代称风湿类疾病。而风湿病之病名中医自古有之，我于1990年首先提出将痹病改为风湿病的建议，还风湿病的历史原貌。理由之一：历代中医文献里早有记载。如《汉书·艺文志》曰："痹，风湿之病。"《金匮要略》曰："病者一身尽痛，发热，日晡所剧者，名风湿。此病伤于汗出当风，或久伤取冷所致也……"《神农本草经》记载了26种治疗风湿病的药物，特别是下卷明确提出："疗风湿病，以风湿药，各随其所宜。"这是专病专药的记载。《诸病源候论》曰："风湿者，以风气与湿气共伤于人也……"《活人书》曰："肢体痛重，不可转侧，额上微汗，不欲去被或身微肿者何？曰：此名风湿也。"理由之二：痹病的名称不能囊括所有风湿疾病，"痹"的含义广泛。"痹"既是病机，指闭塞不通；又是病名，如肺痹、胸痹，极易混淆。许多带"痹"的并不是风湿病。

从病因、病机、分类、临床表现、证候等方面看，风湿病病名较痹病更科学、合理，更具有中医特色，更符合临床实际。我提出此建议后，也有反对者，但经多次讨论，路老、焦老同意，提交1993年第七届全国痹病学术研讨会讨论后，大家一致同意将痹病改为风湿病。这是我国中医风湿病学会对中医药学的一大贡献。我还在全国各学术会议上不断阐述将痹病改为风湿病的重要意义。学会还对五体痹（皮、肌、筋、脉、骨）和五脏痹（心、肝、脾、肺、肾）及尪痹、大偻、燥痹等二级病名的诊断标准和疗效评定进行了规范化和标准化研究。

近几十年现代免疫学的迅速兴起，使人们对风湿病的认识更加深入，诊断日益先进，加之病种的逐渐增加，新药研发和治疗手段不断涌现和更新。现代风湿病学的发展也非常迅速，成为一门新兴学科。为了提高风湿病诊断和治疗水平，突出中医药的特色和优势，总结中西医治疗风湿病的研究成果和宝贵经验，适应当前风湿病学科的发展，满足患者的需求和临床工作者的要求，世界中医药学会联合会风湿病专业委员会特邀请国内著名中西医专家和学者编写了《风湿病中医临床诊疗丛书》。我们选择以西医命名的最常见的17个病种（系统性红斑狼疮、强直性脊柱炎、类风湿关节炎、成人斯蒂尔病、反应性关节炎、干燥综合征、纤维肌痛综合征、骨关节炎、痛风、骨质疏松、白塞病、风湿性多肌痛、硬皮病、炎性肌病、银屑病关节炎、儿童常见风湿病、产后痹）作为丛书的17个分册，每分册分为九章，分别是历史沿革、病因与病机、诊断与鉴别诊断、中医治疗、西医治疗、常用中药与方剂、护理与调摄、医案医话、临床与实验研究。丛书以中医为主，西学为用，如中医治疗分辨证治疗、症状治疗及其他治疗，尽可能纵论古今全国对该病的治疗并加以总结；常用中药从性味归经、功能主治、临床应用、用法用量、古籍摘要、现代研究等方面论述；常用方剂从出处、组成、煎服方法、功能主治、方解、临床应用、各家论述等方面阐述；总结古今医案医话也是本丛书的重点，突出历代医家对该病的认识和经验，更突出作者本人的临床经验，将其辨证论治的心得融入其中，匠心独运，弥足珍贵。风湿病是世界顽难之疾，其治疗有许多不尽如人意之处，仍缺乏特效的药物和方法，尚需广大有志于风湿病研究的仁人志士勤于临床，刻苦钻研，不懈探索，总结经验，传承创新，攻克顽疾。

本丛书编写历时 3 年之久，召开编写会 6 次，数易其稿，可谓艰辛，终于付梓面市，又值中华人民共和国成立 70 周年之际，我们把它作为一份厚礼献给祖国。希望本丛书的出版，对中医风湿病诊疗研究的同仁们有所裨益，也借此缅怀和纪念焦树德、谢海洲、朱良春、王为兰、陈志才几位大师。

特别感谢路志正国医大师、王永炎院士、晁恩祥国医大师百忙之中为本丛书作序，给本丛书添彩。

本丛书编写过程中，各位专家及编写办公室工作人员辛勤努力，医药企业也给予了积极支持，同时得到了中国中医药出版社领导和编辑的大力支持，在此一并表示衷心感谢！

由于水平所限，本书若存在瑕疵和不足之处，恳求广大读者提出宝贵意见，以便再版时修订提高。

世界中医药学会联合会风湿病专业委员会会长
中华中医药学会风湿病分会名誉主任委员　　王承德

2019 年 3 月

总前言

  《风湿病中医临床诊疗丛书》总主编王承德教授从事中医风湿病临床工作近四十年，担任中华中医药学会风湿病专业委员会第三届主任委员、第四届名誉主任委员，世界中医药学会联合会风湿病专业委员会会长。在他的领导下，中医风湿病学临床与研究队伍经历了初步发展到发展壮大的过程，中医风湿病学有了长足发展。王承德教授一直致力于提高中医诊治风湿病临床水平的工作，有感于西医治疗风湿病的诊疗技术及生物制剂等临床新药的使用，遂决定组织全国权威风湿病专家编写本套丛书，以进一步提高中医风湿病医生的诊疗水平。

  《风湿病中医临床诊疗丛书》共收录17个病种，各病独立成册，每册共9章，分为历史沿革、病因与病机、诊断与鉴别诊断、中医治疗、西医治疗、常用中药与方剂、护理与调摄、医案医话、临床与实验研究，汇集了中医、西医对17种常见风湿病的认识，重点论述了疾病的中医病因病机和西医病因病理，介绍了疾病的诊断与鉴别诊断，特别突出中医辨证治疗和其他治法，总结了治疗疾病的常用中药和方剂。总结古今名家治疗经验是本丛书的一大亮点，临床与实验研究为临床科研提供了思路和参考。

  本丛书由国内中医风湿病领域的权威学者和功底深厚的中医风湿病专家共同编撰。2016年3月丛书召开第一次编委会，经过讨论，拟定了丛书提纲，确立了编写内容。本着实用性及指导性的原则，重点反映西医发展前沿、中医辨证论治和古代及现代名家的医案医话。2016年10月和2017年10月，编委会两次会议审定了最终体例。会议就每一种疾病的特点与内容进行了仔细审定，如类风湿关节炎在辨证论治中就病证结合、分期论治进行了详细的阐述，白塞病增加了诊疗思路和临证勾要两部分，这些都是编著者多年的临床思考和心得体会。现代医案医话部分除了检索万方、知网、维普等数据库外，又委托中国中医科学院信息所就丛书中的病种进行了全面检索，提供了国家级、省部级、地市级名老中医工作室内部的、未发表过的医案供编著者选择。丛书最终经总主编王承德教授审定，内容翔实，易懂实用，既有深度又有广度，不仅汇集了西医风湿病最新的前沿动态，还摘录了古代名医名家的经验用药，同时又有当代风湿病学大家、名家的经验总结，是编著者多年风湿病临床经验的结晶。本丛书可作为各级医疗机构从事中医、中西医风湿病临床与科研工作者的案头参考书。

由于编撰者学识有限，书中若有疏漏与谬误之处，敬请广大读者提出修改意见，以便再版时修订提高。

《风湿病中医临床诊疗丛书》编委会

2019 年 4 月

编写说明

　　产后痹是指妇女生产、流产或引产后百日内，感受外邪所引起的肢体、肌肉或关节酸楚、疼痛、沉重、麻木及活动不利，或伴出汗、恶风和畏寒，或遇寒冷阴雨天病情加重等症状反复出现的一类病证。

　　本病在中医古籍中有"产后痹证""产后关节痛""产后痛风""产后中风""产后筋脉拘急""产后鸡爪风"等病名。产后所患之病，与一般痹病不同。本病以正虚为主，为突出其发病特点，中华中医药学会风湿病分会的专家倡议将产褥期和产后百日内所患的痹病，定名为"产后痹"。"产后"定义了发病的人、发病的时间；"痹"者闭也，不通也，阐明了该病的病机。由于产后 1 个月内发病最多，民间俗称"月子病"。近年来人工流产或引产后发生上述症状的患者不少见，临床还可以见到妇科手术（如引产、卵巢囊肿、子宫肌瘤摘除术等）后出现上述症状者，按照产后痹的方法治疗往往能取得理想的疗效，故可将人流、引产、妇科疾病术后出现的痹病归于此病范畴。

　　本病的典型症状类似于西医的风湿性关节炎、类风湿关节炎等引起的关节痛，患者常常以生产后出现肢体关节疼痛或酸痛、麻木重着、周身不适等作为主诉来就诊，免疫相关指标、炎性指标及影像学检查等均未见明显异常，西医学常很难确诊为某一种特定的风湿病，但这些临床症状确实存在，也确实会对患者的身心健康造成巨大影响。随着人们生活习惯的变化和现代生活方式、理念的更新，该病的发病率日趋上升，西医学对于本病的发病机制尚不清楚，治疗手段也较匮乏。大量临床证实，中医药对于此病疗效确切，且安全性较好。

　　编者深感有必要对"产后痹"做一系统阐述，先后查阅了含有"产后"两字的古今文献，参考国家中医药管理局"十二五"重点专科风湿病专业

"产后痹"中医诊疗方案，并结合自己的临床经验，将产后痹分为气血两虚证、寒湿痹阻证、湿热痹阻证、肝肾不足证、瘀血阻滞证、脾肾阳虚证、肝郁气滞证 7 种证型分别进行辨证论治。产后痹以产后亡血伤津、气血不足、肝肾亏虚、多虚多瘀为特点，除辨证运用祛风、散寒、除湿、清热等祛邪治痹之法外，还须重视益气养血、补益肝肾。临证应本着"勿拘于产后，勿忘于产后"，遵循补益勿过壅滞、风药勿过辛散、祛湿勿过刚燥、清热勿过寒凉、用血肉有情之品勿过滋腻等原则，用药随证变化，注意调理情志，适当增加运动，常可收满意疗效。

由于水平有限，书中如有不足及谬误之处，恳请同道及广大读者提出宝贵意见，以便再版时修订提高。

《风湿病中医临床诊疗丛书·产后痹分册》编委会
2019 年 3 月

目 录

第一章

产后痹的历史沿革

产后痹为产褥期妇女出现肢体关节酸楚、疼痛、麻木症状的一种疾病。现代女性在社会中承受的压力增加，尤其在怀孕生产之后，身体上的改变、照顾孩子的操劳及对工作前途的担心，会对产妇的情绪产生很大的影响，加之不恰当保养如汗蒸等因素，体虚易招邪侵，随之出现身体不适。近年来本病的发病有升高之势。本病虽有自觉症状，但实验室检查中，类风湿因子（RF）、血沉（ESR）、免疫球蛋白、C反应蛋白（CRP）及影像学检查等均正常，西医亦无特效方法，而中医古代医籍对本病的病因病机及治疗调护均有记载，疗效较好。

第一节　中医对产后痹的认识

一、病名阐释

古代医学论著中无"产后痹"病名，《中医妇科学》对本病的定义："产妇在产褥期内，出现肢体或关节酸楚、疼痛、麻木、沉重的症状，称为产后身痛，又称产后遍身疼痛、产后关节痛、产后痹证、产后痛风，俗称产后风。"

关于本病最早的记载见于隋代巢元方《诸病源候论·产后中风候》："产则伤动血气，劳损腑脏，其后未平复，起早劳动，气虚而风寒外邪乘虚伤之，致发病者，故曰中风。"将本病命名为"产后中风"。宋代《当归堂医丛·产育宝庆集》记载："产后遍身疼痛。"

古籍中病名记载较为繁乱，杨仓良认为由于本病症状多样，用一两个症状命名诊断不够全面，为了既体现其特殊的发病时期和病因，又能概括其所有症状，他建议命名为产后风湿病。路志正在中华中医药学会风湿病分会会议上将本病中医病名定为产后痹，既说明了疾病发生的特定人群、特定时间，亦阐明了疾病"痹则不通"的病机特点，被中医风湿界广泛认可并加以应用。王玉明将本病称为产后风湿症，并指出其与中医所称产后痹为同一种疾病。

产后痹有广义、狭义之分。广义指凡是产后或产褥期发生的痹证。狭义指产妇在产褥期内或产后，出现肢体疼痛、酸楚麻木、畏风恶寒、重着及关节活动不利等症。现临床上将在产褥期内出现肢体关节风湿症状者，不论病程长短，统称为产后痹。

二、主要症状表现

产后痹病主要表现为关节和全身症状，病机不同则表现各异。如《笔花医镜》记载："产后身痛，若遍身手按更痛者，瘀血凝滞也，四物汤加黑姜、桃仁、红花、泽兰化之；若身痛喜按者，血虚也，四物汤加黑姜、参、术补之；若兼风寒，必头痛鼻塞恶寒，宜古拜散加当归、川芎、秦艽、黑姜散之。""产后腰痛，若上连脊背，下连腿膝者，风也，独活寄生汤主之；若专腰痛者，虚也，八珍汤加杜仲、续断、肉桂；若恶露不尽，痛如锥刺者，速用桃仁汤化之，免作痈肿。"《妇人良方》曰："夫产后中风、筋脉拳急者，是气血不足，脏腑俱虚，日月未满而早劳役，动伤腑脏，虚损未复，为风邪冷气初客于皮肤经络，则令人顽痹不仁，羸乏少气，风气入于筋脉，夹寒则拳急也。"《陈素庵妇科补解》中论述："外风趁虚而入，余血因虚而阻，遍身筋脉时作疼痛，甚者腰背强硬，不能俯仰，手足拘挛，不能屈伸。""产后两胯痛，连臀俱酸痛者……治宜养血温经。""产后气血俱损……瘀血流注经络，阻而不行，两膝酸痛麻软，步行艰难，得寒尤甚。"

由以上记载可见，产后痹可累及全身关节，如腰、膝、胯等，而疼痛包括刺痛、按之加重，疼痛喜按，酸痛麻木，腰背强硬、不能俯仰，手足筋脉拘挛、难以屈伸，亦记载了患者感风寒则头痛鼻塞恶寒的全身症状。

三、历代医籍对产后痹的描述

历代医家对产后痹的表述分析散见于相关著述。最早的记载见于隋代巢元方《诸病源候论·产后中风候》："产则伤动血气，劳损腑脏，其后未平复，起早劳动，气虚而风寒外邪乘虚伤之，致发病者，故曰中风。"指出本病病机为产后气血亏虚、复感风邪。

唐代孙思邈《备急千金要方》载："妇人产讫，五脏虚羸。"认为产后气血虚弱为主要病机。昝殷《经效产宝》曰："产伤动血气，风邪乘之。""产后中风，身体酸痛，四肢痿弱不遂，羌活汤主之。"首次提出治疗产后风湿的处方羌活汤，指出本病的病因为产后正气不足，感受风寒湿邪，伤及皮肤、筋脉，导致"身体酸痛"。本书尚记载"蓐痨"一病，与产后中风的症状表现相类似，可归入本病范畴。

宋代医籍对本病的记载颇多，如《太平圣惠方》《叶天士女科》《妇人大全良方》《妇人良方》等皆有对产后痹的论述，多尊《经效产宝》而又略有深入。陈自明《妇人大全良方》沿用"产后中风"病名，并指出产后虚损未复、感受外邪而致"顽痹不仁""羸乏少气""四肢筋脉挛急疼痛""背项强直"。如《妇人大全良方·产后中风筋脉四肢挛急方论》指出："夫产后中风，筋脉挛急者，是气血不足。"认为产后正气未复，气血不足，风寒湿邪乘虚侵袭，阻于经络骨节而发为本病。《妇人良方》云："产后中风，筋脉挛急，乃血气俱虚或风邪客于皮肤，则顽痹羸乏，若入于筋脉则四肢挛急。"朱端章《卫生家宝产科备要》称其为"蓐劳""蓐风"，因"恣食生硬，不避风脱衣、洗浴"而得，并提出了调护方法及预后。宋代李师圣《产育宝庆集》称本病为"产后遍身疼痛"，言："产后百节开张，血脉流走，遇气弱则经络分肉之间血多留滞，累日不散，则骨节不利，筋脉急引，故腰背转侧不得，手足动摇不得，头身疼痛。"认为产后百节开张，加之气弱，血多留滞经络、分肉之间，若日久不散，则骨节不利，筋脉引急，而影响腰背转侧、手脚动摇，故而头身疼痛。他指出产后虚损未愈，遇外邪留滞则成痹，瘀血内停为其原因。此后医家多沿用"产后遍身疼痛""遍身痛"的病名。

明代王肯堂《证治准绳》云："夫产后遍身痛者何？答曰：产后百节开张……累日不散，则骨节不利，筋脉急引，故腰背不得转侧，手足不能动摇……若医以为伤寒治之，则汗出而筋脉动惕，手足厥冷，变生他病……"概括了本病的病因为"正虚""邪侵""血瘀"，并说明治疗产后风湿不宜用汗法。薛己《校注妇人良方》又云："产后遍身痛者，由气虚百节开张，血流骨节，以致肢体沉重不利，筋脉引急。"他也认识到瘀血内停骨节，致肢体沉重不利，筋脉引痛是本病的重要病机，并在此前认识的基础上，增加了"血瘀"病因。分娩后恶血或胎衣、胎胞滞留胞宫，或瘀血滞留筋骨之间，外邪乘虚，虚实互结，筋脉瘀滞不畅，不通则痛，遍身作痛，故治疗应散瘀行滞，使得气血流通无阻，外风难入，内风不生，从而疼痛无由。明代陈文昭在其著作《陈素庵妇科补解》中指出了气血虚弱为本病发病原因，认为产后因失血、产伤、用力等因素导致气血俱虚，而气虚则"多壅而不能周通一身"，血虚则"常滞而不能滋养于一体"，此时，外风乘虚来袭，虚瘀纠结，余血受阻，故遍身筋脉时作疼痛。他论述了产后风湿是因虚、因瘀、外邪发病，并单独介绍"产后腰痛"的病因为产后"劳伤肾气"，现在临床已将产后腰痛归于产后风湿的范畴。

清代沈金鳌《妇科玉尺》称产后风湿为"蓐痨"，并言其"俗称产后痨"，指出多因产后气血亏虚、外邪侵袭或营卫不和引起。陈笏庵撰《胎产秘书》指出"产后遍身痛"的病因为"血脉凝滞，累日不散"，并提出误用汗法会变成"险症"，可用祛痛散补救，还列出了治疗产后腰痛的方药。《竹林寺秘授女科》言："产后头疼腹痛，名为弄水。"吴谦《医宗金鉴》指出产后遍身疼痛的致病因素为"血虚""寒邪""血瘀"，并阐明了三者间的相互联系，并将本病的病因概括为"荣血不足，风寒外客，瘀血内停"。

国医大师路志正认为，产后痹是妇人产后身体虚弱，感受风寒湿邪，导致关节疼痛、筋脉拘挛，当属痹证范畴。他认为营卫失调是产后痹发病的重要原因之一，产后气血亏虚，风湿之邪极易乘虚而入，外邪留着营卫，营卫失和，气血痹阻不通则发为痹证。路志正临证善用调和营卫法，以益气固卫为先，审其虚实，或先标后本，或标本同治；主张用药不能偏寒偏热，寒则冰伏血病，热则伤津动血，宜选性平之药，调补气血营卫，方以防己黄芪汤加味治疗。除用药治疗外，路志正教授还强调应注意适寒温，调畅情志，避免感受风寒湿热外邪，注意产后的调理和保健，未病先防，既病早治。本病辨证论治虽说与内科痹证有别，但也不应泥于产后"虚"与"瘀"之病机，知常达变。他将产后痹分为4种证型论治：①气血大伤、筋脉失荣型：素体禀赋不足，脾胃虚弱，产后因大量失血，血海空虚，血虚生风而致遍身疼痛，肢体酸楚麻木，头晕、目眩、心悸、失眠，面色㿠白、皮肤干燥无泽，舌淡红少苔，脉细弱无力。治应益气养血，柔肝息风。自拟补血荣筋汤：太子参、麦冬、生黄芪、炒白芍、炒白术、丹参、旱莲草、地龙、夜交藤、怀牛膝、海桐皮、防风、防己。②肾虚骨节失养型：素体瘦弱，月经期腰腿酸困，产后腰脊冷痛更加明显，乏力，足跟痛甚，舌淡红，脉沉细。治当补肾强腰，佐祛风散寒。自拟补肾壮腰汤：当归、杜仲、川断、桑寄生、肉桂、狗脊、淡附片、秦艽、独活、防风、防己、甘草、谷芽、麦芽。③风寒湿痹阻型：周身关节疼痛，宛如锥刺，屈伸不利，或痛无定处，剧烈难忍，或肢体肿胀麻木重着，步履艰难，遇寒加重，得热则舒，舌淡，苔薄白，脉细缓；痛肿骤作不止，风寒湿皆重也。治宜养血祛风，散寒除湿。自拟风寒湿痹汤：防风、防己、川芎、细辛、制附片、生姜、甘草、片姜黄、桂枝、当归。④瘀血阻滞型：产后痛，按之更甚，四肢关节屈伸不利，或伴小腹疼痛，恶露不下或下而不畅，舌质紫暗，或有瘀斑，脉沉涩。治当养血活血。自拟产后逐瘀汤：当归、川芎、桃仁、坤草、路路通、炮姜、没药、阿胶珠、鸡血藤。

娄多峰从虚邪瘀论治产后痹。产妇伴多汗乏力者，为气虚；伴面色苍白、心悸、失眠、头晕者，为血虚；伴形寒怕凉、腰膝酸痛、四肢欠温、喜进热食者，为阳虚；伴盗汗、咽干口燥、五心烦热、失眠多梦者，为阴虚。肢体关节、肌肉痛轻，部位游走，怕风怕凉，怕风尤甚，为风邪；肢体关节、肌肉冷痛，遇寒加重，得热减轻，欲加衣被者，为寒邪；肢体关节肌肉疼痛、沉重、酸胀，遇阴雨天加重，为湿邪；肢体肌肉热痛，遇热加重，得凉减轻，为感受热邪或外邪郁而化热。全身多关节胀痛，为气滞；肢体关节刺痛，痛处固定，为血瘀。

胡荫奇强调气血不足是产后痹发生之根本，临床辨证强调虚实夹杂，治疗宜在养血扶正的基础上祛邪除痹，同时强调疏肝养血、寒热平调。

随着中西医学术交流的不断加深，且本病的临床表现与西医的风湿免疫病相似，中医辨证又多以风、湿邪侵袭为主要病机，因此现在习惯将妇人产后出现的一系列身体酸痛不适的症状统称为"产后痹"。

第二节　西医对产后痹的认识

分娩后的女性会出现不明原因的关节痛，此类关节痛可以累及全身许多关节，常有乏力、晨僵、麻木及胸闷等症状，这种不明原因的关节痛即中医学的"产后痹"。关于产后痹，西医并无与之对应的病名，无西医学的诊断标准，临床上主要根据其特定的发病人群、发病时间、诱因，并排除其他风湿性疾病如类风湿关节炎（RA）、脊柱关节病（SPA）、强直性脊柱炎（AS）等来诊断。除外产后痹特定的发病人群、发病时间，其症状表现、实验室检查等类似于西医的分娩后关节疼痛以及风湿寒性关节痛。

分娩后不明原因关节痛发病年龄为 22～40 岁。此类关节痛为一种慢性疼痛，全身的许多大小关节均可以出现，最常见的为膝关节，有下肢负重关节疼痛者更是占了很大的比例，可能与关节韧带松弛使关节脆弱，而脆弱的关节在负重下更容易损伤有关。据统计，有 68.42% 的关节痛发生在产褥期内，而这段时间只有 6 周。若将此关节痛进行时间分段，发生在分娩后前 3 个月的高达 73.68%，明显高于以后的时间段，说明此类关节痛与妊娠分娩有较密切的关系。如果分娩后 3 个月内未发生此类关节痛，以后再发此类关节痛的机会将大大降低。产后部分患者伴有畏寒、乏力、倦怠、晨僵、麻木、胸闷等症状的一种或几种表现，通过分析比较，多次妊娠患者的关节痛 VAS 评分较高、关节痛数目较多，既往有流产的患者关节疼痛数目更多，这种情况的出现与上文提到的此类关节痛可能的发生机制相符合。因为妊娠期激素的变化能够使关节韧带松弛，而多次妊娠势必会使关节更加脆弱。妊娠女性体内激素变化导致的关节韧带松弛可能是导致分娩后不明原因关节痛的主要原因之一。大多数关节痛发生在分娩后前 3 个月内，且有下肢负重关节疼痛，有共同的伴随症状，这些共同特点都支持此类关节痛为一种独立临床情况。

产后关节痛是一种慢性的、软组织的、疼痛起源于关节外围组织的产褥期多发病。产后（包括正常足月产、流产、早产及手术产）体质虚弱，对外界之恶性刺激（受风、寒冷、潮湿）反应敏感，抗病能力明显较正常为低，易受病原微生物的影响而发病。本病在多版中西医风湿病学中论述不多，但在临床上却是一种常见病、多发病，而且对产后女性的身心健康影响很大。

产后关节痛是原因未明，以风、寒、湿环境因素及体力负荷为主要危险因子，体格检查及实验室检查无异常的一种良性风湿性综合征。由于其只影响生命质量而不危及生命，很少有人系统研究，迄今西医学尚无正式命名，以致在美国风湿病学会 1983 年 ARA 分类中未被列入，在 Huskison 编著《关节病大全》一书列 213 种关节病中也未论及。因本病只有关节疼痛症状，无肿胀等炎性体征，缺乏实验室检查，如 ESR、CRP、RF、ANA 等及放射学改变，所以大多数医务工作者认为其"无病"或误认为"风湿性关节炎"，甚至是"类风湿关节炎"，导致对之不治或过度治疗，给广大患者带来很大痛苦。

产后关节痛的疾病演变呈良性经过，其病因病理相对其他风湿免疫性疾病较为单纯，疾病本身对关节、肌肉及骨骼等组织结构不构成实质性损害。轻者经对症治疗及生活调理便可痊愈；病情较重者经系统治疗及调养也大多可以完全缓解，肢体关节功能恢复正常，不留畸形；少数患者在疾病过程中治疗及调养不当，症状可迁延多年，反复发作。因此，本病的早期发现、早期治疗，是提高疗效、缩短疗程的关键环节。

参考文献

[1] 巢元方 . 诸病源候论 [M]. 北京：人民军医出版社，2006.

[2] 昝殷 . 产宝 [M]. 朱定华，著译 . 北京：人民卫生出版社，2007.

[3] 陈丽云 .《妇人大全良方》妇科疾病诊治特色 [J]. 上海中医药大学学报，2005，19（3）：11-13.

[4] 朱端章.卫生家宝产科备要 [M].上海：上海古籍出版社，2004.

[5] 王肯堂.证治准绳 [M].太原：山西科学技术出版社，2012.

[6] 薛己.校注妇人良方 [M].太原：山西科学技术出版社，2012.

[7] 陈素庵，陈文昭.陈素庵妇科补解 [M].上海：上海科学技术出版社，1983.

[8] 沈金鳌.妇科玉尺 [M].北京：中医古籍出版社，1996.

[9] 吴谦.医宗金鉴 [M].北京：人民卫生出版社，1963.

[10] 路志正，焦树德.实用中医风湿病学 [M].北京：人民卫生出版社，1996.

[11] 姜泉，焦娟，张华东.路志正调和营卫治疗产后痹临床经验 [J].北京中医药，2010，29（9）：664-666.

[12] 张志毅.再论风湿寒性关节痛 [J].内科急危重症杂志，2008（2）：18-21.

[13] 王淑静，娄玉钤.娄多峰"虚邪瘀"理论与产后痹 [J].风湿病与关节炎，2014，3（5）：49-51.

[14] 刘燊仡.胡荫奇论治产后痹经验 [J].中华中医药杂志，2011，26（4）：741-743.

[15] 刘伟，王雪卿，宋慧.分娩后不明原因关节痛临床分析 [J].中国妇幼健康研究，2016，27（1）：1382-1408.

第二章

产后痹的病因与病机

第一节 中医病因病机

一、外因

感受风、寒、湿、热之邪。产后居住潮湿之地，或分娩在春、秋、冬之季，室内过冷或过暖，衣衾被褥增减失宜；或产期在盛夏炎热之时，室内用空调、冷气、电扇消暑。以上原因皆易感受风、寒、湿、热诸邪，邪气痹阻经络而发病。

二、内因

由于妇人妊娠期间气血下注以养胞胎，易致机体气血不足，同时产后气血耗伤，腠理疏松，气血流散，百脉空虚，使肌肤、筋脉、关节、脏腑等失于濡养，易为外邪侵袭。《太平圣惠方》中云："夫产后中风，筋脉四肢挛急者，是气血不足，脏腑俱虚，日月未满而起早劳役，动伤脏腑。虚损未复，为风邪所乘，风邪冷气初客于皮肤经络，则令人顽痹不仁，羸乏少气，风气入于筋脉，夹寒则挛急也。"短短数言，道明了导致本病的内因。

三、病因病机

产后痹的发生发展与多种因素相关，总体可概括为"正气亏虚""外邪侵袭""瘀血阻滞""情志不畅"四个方面。

1. 正气亏虚

正气是指人体抵御外邪的能力，所谓"正气存内，邪不可干"，正气充足则能够保护机体免受外在致病因素的侵害，产褥期正气虚弱是产后痹发病的重要因素。《妇科玉尺》曰："产后真元大损，气血空虚。"产后气血大亏，百脉空虚，肌肤筋脉、关节骨骼、脏腑经络等失于濡养，"不荣则痛"；气血虚弱，易致营卫失调，起居不慎，风寒湿邪乘虚而入，留于肌腠、筋脉、经络及骨节，痹阻经络，阻碍气血运行，"不通则痛"。

《素问·通评虚实论》曰："邪之所凑，其气必虚。"风、寒、湿邪极易乘虚而入，形成"内风易生，外邪易至"之局面。《灵枢·五变》曰："粗理而肉不坚者，善病痹。"《诸病源候论》曰："……产则劳伤肾气，损伤胞络，虚未平复，而风冷客之……"明确指出了产后气血俱虚，虚损未复之时，防护不慎，风寒湿邪易引发本病。

（1）禀赋不足　先天不足，形体失充，加之后天失调，肢体、血气及筋脉失养，则脏腑功能薄弱。孕期养胎、分娩耗气伤血、产后劳倦等因素，可导致肾元亏虚更甚。因"肾为先天之本"，禀赋不足，体质虚弱，外邪易侵，稍感外邪便可发病。一旦外邪入侵，又不易驱除，往往病情较重，治疗效果不佳，复原也较慢。

（2）气血虚弱　产后气血亏虚、身体羸弱是产后痹发病的主要内在因素。《内经》云："气血不和，百病乃变化而生。"古代医家认为产后气血虚弱为本病的主要病机。唐代孙思邈《备急千金要方》曰："妇人产讫，五脏虚羸。"《妇人大全良方》指出："夫产后中风，筋脉挛急者，是气血不足。"金元时期朱丹溪提出"产后多虚"。《陈素庵妇科补解》中指出产后因失血、产伤、用力等因素致气血俱虚，"多壅而不能周通一身"，"常滞而不能滋养于一体"。恰逢外风乘虚来袭，内虚与外邪相搏结，导致经络血脉运行受阻，遍身筋脉疼痛时作。《产宝新书》谓："产后血气暴虚。"《宋氏女科秘书》指出妇人产后"仍慎言语、七情、寒暑、梳头洗足，以百日为度。若气血素弱者，不计日月，否则患手足腰腿酸疼等症"。清代萧埙《女科经纶》云："去血过多，虚而风寒袭之，亦为疼痛。"《竹林寺秘授女科》曰："凡产后盈月，气血充足则病不生，若气血虚弱，百病俱生，妇人多患此。"以上记载均说明产后疾患多因气血亏虚所引起。清代傅山《傅青主女科》云："凡病起于血气之衰，脾胃之虚，而产后尤甚。"认为本病之虚因于脾胃，且"产后百脉开张，血脉流散，气弱则经络间血多阻滞，累日不散，则筋牵脉引，骨节不利，故腰背不能转侧，手足不能动履"。可见，产后风湿的内在因素及主要病理特点是产后体虚，气血不足，导致产褥期"百节空虚"，肌肤筋脉、关节骨骼、脏腑经络等失于濡养。

（3）营卫不和　营卫为人体之藩篱，助人体抵御外邪侵害。人体气血充足，则营卫调和，外邪不能侵袭。产后气血亏虚，易致营卫不和，风寒湿邪乘虚而入，留滞肌腠、筋脉及骨节之间，阻于经络，气血运行不畅，肢体筋脉失养，导致发病。《妇人大全良方》曰："为风邪冷气初客于皮肤经络，则令人顽痹不仁，羸乏少气，风气入经脉，夹寒则拘急也。"《妇人良方》曰："或风邪客于皮肤则顽痹羸乏，若入于筋脉则四肢挛急。"《妇科玉尺》曰："又或风邪侵于营卫，流于脏腑……四肢沉重。"《竹林女科证治》曰："由产理不顺，调养失宜……伤其脏腑，荣卫不宣。"以上记载均指出产后体虚，营卫不和，邪气乘虚而入发为此病。

（4）产后劳倦　产褥期是机体生理功能恢复的重要时期，正气未复、血气未充之时过早操劳，疲劳汗出，耗气伤津，进而百脉空虚，复加哺乳、劳倦，加重气血亏虚，致使筋脉、关节失于濡养则发病。《诸病源候论》谓："产则劳伤肾气，损伤胞络，虚未平复，而风冷客之……"明确指出了产后劳倦体虚，风寒湿邪易引发本病。《太平圣惠方》指出产后百虚未复，过早操劳，风、寒、湿邪极易乘虚而入。劳倦可加重气血虚损，招致风、寒、湿邪气外侵，痹阻经脉，血行不畅而发病。明代王化贞《产鉴》曰："产后中风者，由产时伤动血气，劳损脏腑，未曾平复，起早劳动，致使气虚而风邪乘虚入之，客于皮肤经络，致令痛痹，羸乏不任，少气。"认为劳倦内伤为本病之本。《竹林女科证治》曰："产后五七日内强力下床，伤动血气，致使风邪乘虚入之。"指出产后一周内不宜劳累。清代吴本立《女科切要》言："产后遍身疼痛，因早劳动行走，致气血升降失常，留滞于关节间……故遍身肢节作疼。"指出产后劳倦可使气血升降失常，导致本病。

2.外邪侵袭

产后气血亏虚，气虚则卫阳不固，血虚则阳无所依，风寒湿邪趁机入侵。风性主动，善行数变；寒性收引凝滞，易伤阳气；湿性重浊黏滞，阻遏气机，损伤阳气。若产后居处环境潮湿阴冷，或产妇于寒冷季节分娩，或虽生于炎热季节但过用消暑设施，即可发为本病。《诸病源候论》曰："……未平复，面风冷客，冷气乘腰者，则令腰痛。若寒冷外邪连滞腰脊，

14

则痛久不已。"指出产后感受风寒邪气，客于腰脊导致疼痛。《经效产宝》曰："产伤动血气，风邪乘之。"言产后体虚，易感风邪。《妇人大全良方》也指出了"风邪外扰皮肤经络""入经脉"为发病的原因，导致"顽痹不仁，羸乏少气"，若"夹寒则挛急"。《竹林女科证治》提出本病为产后感受风冷之气，"与气血相搏"，导致"肢体疼痛"。

3. 瘀血阻滞

瘀血是指血液不循常道，溢出于脉外，或血液运行不畅，留滞于脏腑、经络组织内的血液。瘀血既是疾病发展过程中的病理产物，又可以继发新的病变。瘀血留滞，是产后痹的主要病理特点之一。产后气血虚弱，血为寒凝，或瘀血未尽，留滞经脉，气血运行受阻，则发为产后痹。《陈素庵妇科补解》曰："产后遍身疼痛，因产时损动，气血升降失常而留滞关节，筋脉引急，是以身疼痛也。然即遍身作痛，则风寒瘀血十有五六。"《产育宝庆集》指出："产后……气弱则经络间血多留滞……故腰背不能转侧，手脚不能动摇，身头痛也。"可见，瘀血为害亦是产后痹的重要致病因素。在前人基础上，表述产后风湿为产后气虚，瘀血留滞筋骨之间，筋脉瘀滞不畅，不通则痛。《叶天士女科》指出了气血升降失常，"留滞于肢节间""瘀血不尽，流于遍身则肢节疼痛"。《傅青主女科》同样指出，产后体虚，气血虚弱，外邪入于肌腠、筋脉、经络及骨节，气血运行不畅，不荣加之不通，故而疼痛。由此可见，产后痹主要为产后气血虚弱，气虚血瘀，血为寒凝或恶血不尽，留滞于经脉，使气血运行受阻，发为身体疼痛。

4. 情志不畅

《素问·阴阳应象大论》言："喜怒不节，寒暑过度，生乃不固。"《丹溪心法》谓："气血冲和，万病不生，一有怫郁，诸病生焉。"情志致病是中医辨证论治不可忽视的一部分，女性生来心思细腻，加上产后社会角色及家庭关系的变化，情志常会产生相应变化，所以情志因素常常成为产后痹的一个重要致病因素。《女科经纶》曰："若感寒伤食，忧恐惊怒，皆致身疼，发热头痛……"《竹林女科证治》曰："……或怀忧怒，扰荡冲和……"《宋氏女科秘书》指出："初产时，不可问是男女，恐因言语而泄气，或以爱憎而动气，皆能致病。不可独宿，恐致虚惊。"以上记载均阐释产后情志不畅可能导致产后痹的发生，提出要注意产妇的情志调护。

第二节　西医病因病理

本病发病原因及机制尚不明确，张玉珍新编《中医妇科学》中认为，产后风湿病多因分娩过度用力、牵拉，造成关节周围组织轻度损伤，或由于产后产妇机体抵抗力下降，受凉受风，或感染溶血性链球菌引起。李志平、谢黎等认为产后痛证是一个复杂的生理、心理或病理反应。

一、西医对产妇生理变化的认识

产妇产前产后机体的生理变化很大，怀孕、分娩至产褥期各个阶段，是一个连贯的生理变化过程。从胚胎形成到胎儿娩出，产妇体内因胎儿生长发育而发生了很大变化，如生殖系统、血液系统、内分泌系统、呼吸系统、循环系统、消化系统及骨与关节韧带系统等。而从胎盘娩出至产褥期结束，产妇体内各系统的复原变化相对孕期更大、更迅速，在短短的42天左右完成或基本完成。因此，整个过程需要一个相对稳定适宜的内外环境配合，以保证各系统复原顺利。这包括温度、湿度、饮食及卫生等客观条件，亦与产妇的情绪、情志及文化修养等主观条件有密切关系，其中任何一个环节被打乱，都可以影响产褥期复原过程而发生疾病。

产褥期是产妇的身体功能恢复到产前的一段过渡时期，在这个时期产妇会发生一些变化。第一是生殖系统的复旧，主要包括子宫的复旧、阴道缩复、外阴水肿消退、盆底肌及其筋膜的回复；第二是产后乳房具有哺乳的功能；第三是血液及循环系统的变化，产褥早期产妇的血液处于高凝状态，利于胎盘剥离形成血栓，从而减少产后出血，在产后最初几日之内，心功能不好的产妇易发生心衰，因为这时子宫胎盘血循环停止，大量血液进入体循环，同时子宫压迫解除，下腔静脉血流增加，加之妊娠期组织间液回吸收，致使血容量增加；第四是产褥早期以腹式呼吸为主，慢而深，动脉二氧化碳分压可上升；第五是泌尿系统的变化，表现在产后最初几日尿量增多，发生于妊娠期的肾盂及输尿管扩张大约在产后 6 周恢复正常；第六是产后内分泌系统也会发生一系列变化，如胎儿胎盘产生的激素会急剧消退，垂体、甲状腺及肾上腺皮质发生于妊娠期的变化也将会在产褥期逐渐恢复至未孕状态；第七是特别要注意产妇产褥期的心理变化，在这个时期，大多数产妇的心理状态是脆弱和不稳定的，所以易产生产后忧郁综合征、产后抑郁症，甚至产后精神病等。

二、病因

本病的病因虽未完全明确，但通过多年的临床实践及研究，多数学者认为本病的发病与下列因素有关：

1. 内分泌因素

妇女在妊娠期间，内分泌会发生显著变化。如胎盘产生的绒毛膜促性腺激素及类促肾上腺皮质激素具有抗炎、抗过敏作用，在妊娠期间会产生高于正常五倍的量，而产后激素水平急速下降，无法满足机体组织的需求，导致功能紊乱，发生疼痛。另外，妊娠期间，黄体及胎盘分泌的松弛素，在使孕妇的骨盆关节韧带松弛的同时，对周身关节韧带也有影响，这种生理性的变化，产后并不能很快恢复，导致关节稳定性减弱，关节活动度失常，肌肉易疲劳。当关节活动时，韧带及关节因出现不正常的牵扯而引起疼痛。

2. 免疫功能因素

妊娠期间由于各种特异性免疫抑制因子的作用，免疫功能受到抑制。而分娩后，由于环境抑制因素的解除，可导致疾病的发生。足月产、早产及流产都有一个完整或不完全的生产过程。由于产时出血、疲劳、受惊及产程操作等多种因素作用，都可导致产妇机体抗病能力降低，加之产褥期的生理特点，决定了产褥期产妇体质较弱，对外界恶性刺激反应敏感。上述两点是产褥期对风冷、潮湿，细菌、病毒等病原微生物抵御能力降低的主要因素。追溯患者病史，大都有比较明显的产后感寒、受凉及劳累等病史。本病之临床表现可轻可重，主要视患者产后身体状况强弱、感受病原微生物轻重而有所不同，临床疗效亦与此密切相关。

3. 感染因素

有研究报道，本病绝大多数患者均没有血生化或免疫学方面的改变，但因部分患者有短暂轻微的 ESR 加快，有分析认为可能与微生物感染有关，如非致病性链球菌感染等。不过，相关的报道均没有细菌学研究支持。阴道有较强的自净及自身菌群平衡能力，分娩与操作过程使之受到干扰或破坏，而招致病原微生物感染。

4. 关节结构与骨钙因素

妊娠晚期及分娩时，都可导致骨盆关节活动性增加（耻骨联合、骶髂关节）及关节松弛，致腰部关节肌肉疼痛；妊娠期间母体为胎儿的发育提供钙、磷等营养成分，其中绝大多数的钙从母体骨组织中动员出来，使产妇的骨组织处于缺钙状态，导致骨钙流失未能及时补充，骨钙代偿性游离，是引致肢体骨骼疼痛的因素之一；产后过早劳作，使孕期松弛的关节韧带进一步劳损，复原受阻，亦是造成疼痛的重要因素。

5. 产妇体力消耗过大

产后产妇本身体力消耗过大，加之哺育照顾婴儿，日夜操劳，出现关节肌肉疼痛症状。

6. 焦虑抑郁

有文献报道，关节痛也可以是焦虑抑郁患者的一种躯体化表现。近些年分娩后抑郁症发病率逐年增高，可发生多种躯体症状，危害产妇的心理及生理。刘伟等分析分娩后焦虑抑郁并不是此类关节痛发生的主要原因，妊娠女性体内激素变化导致的关节韧带松弛可能是导致分娩后不明原因关节痛的主要原因之一。

7. 腰椎前凸增加

陈权韩认为产后腰腿痛的原因为怀孕期间腰椎前凸增加（为适应胎儿生长与分娩），会导致腰椎和骶髂关节松弛，从而使孕期腰部负荷增加，骶髂关节不稳。

由于产后痹患者临床表现轻重不同，症状的表现形式也多种多样，容易误诊为其他风湿免疫性疾病，但通过临床实验室检查可予以鉴别。本病一般的临床检验指标均为阴性，少数人在发病高峰期有短暂的血沉稍快，其他检验指标均在正常范围，如肝功、肾功、RF、ASO、ANA、肌电图、肌酶、肌肉活检及 X 线检查等，可予以鉴别。

三、病理

1. 局部循环障碍

产后痹的病理变化较为单纯，以关节外周肌肉、肌腱部位血液循环障碍为主要病理改变，最终导致组织血管痉挛，血液循环障碍，局部代谢产物淤积，或不能及时被清除，刺激局部病变组织及神经感受器，引起相应病变部位出现酸痛、麻木及肢体沉重等症状。

2. 孕娩对骨盆结构及骨钙的影响

怀孕及分娩过程常导致骨盆和关节结构改变及骨钙不足，也是引起肢体肌肉酸楚及疼痛的实质性病理因素。产后痹的病理改变相对轻微，仅局限于病变局部，并呈可逆性改变，不造成关节组织结构及骨质的破坏。

四、产后关节痛发病机制

导致关节损害的因素主要为机械因素。妊娠女性在生理上发生巨大变化，这种变化涉及生殖系统、内分泌系统、心血管系统及泌尿系统等。其中，体内激素的变化尤为显著，特别是孕期松弛素及孕酮分泌旺盛。这两种激素的升高可使关节韧带松弛，关节韧带松弛增加了关节受力，改变了关节受力的方向。这些变化可以导致关节损害，最后表现为关节疼痛。目前尚无证据显示有炎症介质参与了此类关节痛的发生。

参考文献

[1] 周辉，范颖芳. 中医药治疗产后风湿述要 [J]. 辽宁中医药大学学报，2007，9（5）：31-33.

[2] 余育元.新校注陈修园医书女科要旨 [M].福州：福建科学技术出版社，1982.

[3] 傅山.傅青主女科 [M].北京：人民卫生出版社，2006.

[4] 王金凤，王芳芳，韩华，等.古代医家对产后痹的认识述要 [J].中医药信息，2013，30（4）：8-10.

[5] 周腊梅.论产后风湿 [J].中医学报，2009，24（6）：92-93.

[6] 陈琼，张婷婷，谭丽，等.产后痹中医药治疗研究进展 [J].辽宁中医药大学学报，2012，14（2）：55-57.

[7] 薛己.校注妇人良方 [M].太原：山西科学技术出版社，2012.

[8] 钟建.叶天士治痹医案的文献研究 [D].济南：山东中医药大学，2001.

[9] 考希良，周太荣.产后痹状中医病因病机探讨 [J].中国中医基础医学杂志，2011，17（5）：485-486.

[10] 朱震亨.丹溪心法 [M].沈阳：辽宁科学技术出版社，1997.

[11] 张玉珍.中医妇科学 [M].北京：人民军医出版社，2001.

[12] 李志平，李桃盛，王平.150 例产后关节肌肉疼痛临床回顾 [J].常用骨科杂志，1995（4）：215.

[13] 谢黎.产后痛证的中西医病因分析 [J].浙江中医药大学学报，2009（2）：153-154.

[14] 廖秦平，郑建华.妇产科学 [M].北京：北京大学医学出版社，2009.

[15] 杨纪实，周留林，周秋霞，等.腹腔镜下腹主动脉旁淋巴结切除在子宫内膜癌诊治中的临床研究 [J].实用妇产科杂志，2015，31（3）：225-228.

[16] Turunen H, Pakarinen P, Sjoberg J, et al.Laparoscopic vs robotic-assisted surgery for endometrial carcinoma in a centre with longlaparoscopic experience[J].J Obstet Gynaecol，2013，33（7）：720-724.

[17] 刘伟，王雪卿，宋慧.分娩后不明原因关节痛临床分析 [J].中国妇幼健康研究，2016，27（1）：1382-1408.

[18] 陈权韩，马志杰，吴晓鹏.中医药治疗产后腰痛的研究进展[J].2014，22（10）：74.

[19] Ospina Romero A M，Muñoz de Rodríguez L，Ruiz de Cárdenas CH.Coping and adaptation process during puerperium[J].Colomb Med（Cali），2012，43（2）：167-174.

[20] 崔贞，崔雪娜，徐金娥.青岛地区妊娠期糖尿病发病率及临床资料分析 [J].中国妇幼健康研究，2016，27（3）：348-351.

[21] 郑颖，李瑞满，帅翰林，等.血清松弛素与孕产妇盆底功能变化的关系 [J].中国妇产科临床杂志，2011，12（2）：96-99.

[22] Kanakaris NK，Roberts CS，Giannoudis PV.Pregnancy-related pelvic girdle pain: an update[J].BMC Med，2011（9）：15.

[23] Em S，Oktayoglu P，Bozkurt M，et al.Serum relaxin levels in benign hypermobility syndrome[J].J Back Musculoskelet Rehabil，2015，28（3）：473-479.

第三章

产后痹的诊断与鉴别诊断

第一节 诊断要点

一、临床表现

1.疼痛

疼痛表现多种多样：有全身肌肉、关节窜痛，痛位不定；有疼痛固定于肩、腰、背或一侧肢体或数个关节；有以四肢、头部或躯干某一部位沉重、酸胀、麻木为主，仅有轻度疼痛；有的疼痛、酸沉、麻木同存同重。疼痛症状可于受凉或劳累后加重，休息或得热后减轻。

2.怕风怕凉

有些患者以怕风怕凉为主要症状，仅有轻度疼痛或不痛，这些患者穿衣异于常规，与环境气温不相符，对寒凉十分敏感。有的患者严重怕风，自觉外风刺骨难耐，甚至不能忍受常人感觉不到的极其微弱的风。怕风怕凉可发生在身体任何部位，如头部、面部、牙齿、腰、肩、四肢、一侧肢体或某关节、足跟、足底、表皮等。

3.伴随多种兼症

如自汗、盗汗、乏力、气短、心悸、失眠、腹胀、纳少、头晕、耳鸣、易感冒等。

4.常合并焦虑或抑郁

有些患者感情脆弱，心理承受能力差，对生活环境变化不能及时适应，一旦产后出现身体不适，精神过度紧张，容易引起心理障碍，使病情加重，甚至影响正常生活工作。其表现为主诉颇多，全身多种不适，甚至自觉生活不能自理，生命受到威胁。

二、查体

无关节肿胀、畸形及关节功能障碍等任何阳性体征。

三、实验室检查和影像学检查

无异常。

第二节　诊断标准

产后痹是女性既往无明显肢体关节肌肉不适，在生产、流产或引产后百日内，出现肢体、肌肉、关节的酸胀、麻木、沉重、疼痛，可伴有汗出、恶风、畏寒等症状，症状可持续存在或反复发作。

目前临床上产后痹没有西医学的诊断标准，但特定的发病人群及发病时间使得诊断并不困难。临床应通过排除法来确诊，在除外类风湿关节炎（RA）、脊柱关节病（SPA）、强直性脊柱炎（AS）、结缔组织病（CTD）等能引起主要症状的器质性病变后，依据以下几点做出诊断：①发病在生产后 100 天内或流产、妇科手术后，有与多风寒冷潮湿的外界环境变化有关的诱因。②以关节、肌肉疼痛、沉重、酸胀、怕风、怕凉等为主诉。③无阳性体征。④实验室检查无异常。⑤应用 NSAIDs 药物止痛效果不明显。⑥除外能引起主要症状的器质性病变。

第三节　鉴别诊断

产后痹应与中医"痿证"、产后"痉证"相鉴别，同时亦应与纤维肌痛综合征、风湿性多肌痛等西医疾病相鉴别。

一、与中医疾病的鉴别

1. 痿证

"痿"是痿而不用。《素问·痿论》中对此论述较详，并有"痿痹""脉痿""筋痿""肉痿""骨痿""风痿"之别。痿证以手足酸软无力或足指麻木、小便赤涩、脉沉濡而数、患肢萎缩消瘦为特征，严重者手不能握物，脚痿弱不能举步，并以下肢为多见，多由肺热叶焦、肝脾气热所致，湿热痿多由脾肺气虚，雨湿浸淫，邪气蒸脾，流于四肢所致。本病以肢体痿软无力而关节不痛为鉴别要点。

妇人产后气血大衰，冲任亏损过甚，致筋脉、肌肉、关节失却濡养，甚则瘫废于床褥，经年不愈者，称为"产后风痿"。风湿病久而不愈，气血津液亏耗过甚时，亦可致痿。

2. 痉证

痉证由产后气血大伤，甚者伤津亡血，筋脉失养，血虚过极而虚风内生而致。肝风内动则现四肢抽搐、项背强直，或口噤不语、角弓反张等。亦有产后气血大衰，邪毒乘虚侵袭，陷入血分，窜入筋脉，发为痉证者。痉证没有肢体关节疼痛之症可资鉴别。

二、与西医疾病鉴别

许多风湿免疫性疾病都有关节、肌肉疼痛，如类风湿关节炎、血清阴性脊柱关节病、强直性脊柱炎、弥漫性结缔组织病等。这些疾病有特征性的体征及理化检查的异常指标，与产后痹鉴别并不困难。应注意的是，对有产后痹的临床表现而实验室检查仅有 HLA-B27 阳性或一次低滴度 RF 或 ANA 阳性患者，不能凭一次结果诊断为上述疾病，易造成误诊，应注意复查，慎用慢作用药。对已使用慢作用药的患者，如果疗效不理想应重新审视诊断。此时可采用诊断性停药，停药与用药症状无明显差别，那么原有诊断就应被怀疑。

1. 与纤维肌痛综合征的鉴别

该病与纤维肌痛综合征的鉴别是最困难的。纤维肌痛综合征（fibromyalgia syndrome，FMS）是一种非关节性的软组织风湿病，美国风湿病学会（ACR）报道 FMS 患病率在风湿病排第 3 位。纤维肌痛综合征诊断的主要依据是 1990 年美国风湿病学会提出的诊断标准：①持续 3 个月以上的广泛分布的肌肉骨骼疼痛症状。② 18 个压痛点中至少有 11 个疼痛。全身多处肌肉疼痛及发僵是该病的主要表现也常是首发症状，并常伴有疲乏无力、感觉异常及睡眠障碍等其他症状。纤维肌痛综合征患者中女性占70%～90%，发病年龄为20～40岁。女性纤维肌痛综合征患者与产后痹非常相似，两者的临床特点、好发年龄均相同，理化检查结果相同，临床很难区分。从理论上讲，全身对称分布的18个压痛点是纤维肌痛综合征诊断唯一可靠的体征，也是与其他疼痛疾病相鉴别的最有效的辅助方法，有助于两者鉴别。但由于压痛点位置的确定、操作者压力的大小、患者痛阈的高低及对疼痛耐受的不同使得临床很难操作，患者也很少有典型表现，因此依据压痛点鉴别不太现实。产后痹多有明确的发病时间及诱因，除关节肌肉疼痛外，怕风怕凉也是主要症状之一。正是由于两者鉴别困难及对产后痹认识的缺失，临床上将产后痹诊为纤维肌痛综合征的情况屡见不鲜。由于西医学对两病均无有效的治疗药物，而中医异病同治可以取得较好的疗效，所以虽然鉴别困难，从治疗方面看两者的鉴别显得并不十分重要。但若从对两种疾病的进一步研究考虑，鉴别诊断仍需给予足够的重视，对产后痹的正确认识是鉴别二者的前提。

2. 与风湿性多肌痛的鉴别

风湿性多肌痛（PMR）是一种好发于50岁以上人群，以颈部、肩胛带肌和骨盆带肌肉疼痛、晨僵、红细胞沉降率（ESR）升高、伴或不伴发热等全身反应为表现的综合征。典型临床表现为颈肌、肩肌、髋部肌肉僵痛，肢体上抬受限。实验室检查大多为非特异性结果，患者可有轻到中度贫血，白细胞、ESR、C反应蛋白（CRP）等炎性指标升高。磁共振（MRI）与超声（US）可观察到炎性反应，如肩峰下、三角肌下、大转子周围的黏液囊炎。EULAR/ACR批准成立的国际风湿性多肌痛分类标准小组认为，PMR的诊断是一个循序渐进的过程：①纳入核心标准评估：＞50岁；双肩痛和（或）双髋痛；晨僵持续＞45分钟；急性时相反应物。②排除标准评估：排除其他类似PMR症状的疾病。③对激素应答的评估：口服醋酸泼尼松片15mg/d或其他相应剂量的糖皮质激素。评估患者是否1周内全身症状得到70%改善，4周内炎症指标正常。若激素无效应重新考虑诊断。④随访是一个必不可少的步骤：应继续评估激素疗效和及时排除其他鉴别诊断。综合起病特征、临床表现、炎性指标、影像学检查、对小剂量激素治疗敏感等条件，在排除其他器质性或功能性疾病的前提下，结合治疗后长期随访观察，方能确诊。而产后痹是妇女产后出现了各种不适症状，如关节、肌肉疼痛、麻木，怕风怕凉，肢体酸胀、异常感觉等，类似于风湿性多肌痛的症状表现，但往往不会有晨僵，不会伴随关节肿（即关节的炎症表现），化验指标正常，影像学检查无异常改变。与风湿性多肌痛相鉴别，年龄亦是一个重要的鉴别因素，产后痹发生于育龄期妇女，年龄一般在 50 岁以下，而风湿性多肌痛核心标准评估年龄 > 50 岁。激素对产后痹的疗效不确切，与风湿性多肌痛对小剂量激素的敏感性相比较亦不难加以鉴别。

除上述外，该病还应与以下疾病鉴别。①关节风湿症：是与潮湿寒冷多风的外界环境变化有关，表现为肌肉和关节的疼痛，常发生于四肢关节及腰、肩、髋等部位，局部有沉重、酸痛或不适感，查体无关节肿胀、畸形及功能障碍等阳性体征，可有喜热怕冷、遇寒或阴雨天疼痛加重等症状，还可伴有手足发凉、肢体麻木、易出汗等不适，化验检查均为阴性。关节风湿症与产后痹表现相同，可发生于任何年龄及性别，两者从发病时间、年龄及性别可鉴别。②产后抑郁/焦虑症：是指分娩后首次发病，以抑郁、悲伤、沮丧、哭泣、易激惹、烦躁，甚至有自杀或杀婴倾向等一系列情绪低落、精神抑郁或焦虑为主要表现，之后可出现厌食、睡眠障碍、易疲倦、头昏头痛、便秘、心悸、疼痛等躯体症状为特征的心理障碍。产后痹常合并抑郁或焦虑症，表现为先有产后痹表现，后出现情绪低落，思虑过多，对躯体症状过度关注或焦虑不安，担心疾病不能治愈、留下病根、终身残疾等情绪心理异常。两者可依据心理障碍与躯体症状发生先后进行鉴别。

产后痹是一种临床常见病，给患者带来了巨大痛苦，其病因尚不十分明确，古代医家的论著为临床更好地认识及论治该病提供了丰富的经验。通过挖掘古人思想，发现该病发病与环境、体质、情绪和调摄等因素息息相关。临床治疗产后痹应当在辨证论治的基础上，抓住产后多虚、多瘀、多寒的病理特点，以调补气血为主，辅以温经散寒、活血通络、疏肝解郁。

参考文献

[1] Wolfe F，Ross K，Anderson J，et al.The prevalence and characteristics of fibromyalgia in the general population [J].Arthritis Rheu，1995，38（1）：19-28.

[2] 唐福林.风湿免疫科医师效率手册 [M].2 版.北京：中国协和医科大学出版社，2010.

[3] 刘嘉玲，鲍春德.风湿病疑难问题 [M].上海：上海科学技术出版社，2004.

[4] 蒋明，David YU，林孝义，等.中华风湿病学 [M].北京：华夏出版社，2004.

[5] Salvarani C，Cantini F，Hunder GG.Polymyalgia rheumatica and giantcell arteritis[J].Lancet，2008，372（9634）：234-245.

[6] Dasgupta B，Borg FA，Hassan N，et al.BSR and BHPR guidelines for the management of polymyalgia rheumatica[J].Rheumatology（Oxford），2010（49）：186-190.

[7] Dasgupta B，Hutchings A，Matteson EL.Polymyalgia rheumatica：the mess we are now in and what we need to do about it[J].Arthritis Rheum，2006（55）：518-520.

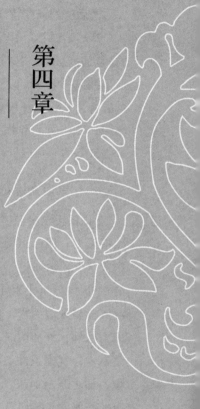

第四章

产后痹的中医治疗

第一节　辨证论治

产后痹的证候特征是以正虚为主，亦可有邪实者或虚实夹杂者。

产后痹的治疗，根据产后亡血伤津、气血不足、肝肾亏虚、多虚多瘀的特点，应本着"勿拘于产后，勿忘于产后"的原则，治疗之时，除辨证运用祛风、散寒、除湿、清热等祛邪治痹之法外，还须重视益气养血、补益肝肾之法。临证应审其虚实，或先标后本，或标本同治；遵循补益勿过壅滞、风药勿过辛散、祛湿勿过刚燥、清热勿过寒凉、用血肉有情之品勿过滋腻等的原则进行治疗。

一、气血两虚证

【证候】全身肢体关节、肌肉疼痛或酸痛，酸楚麻木，面色无华，肢体困倦乏力，伴汗出畏风、畏寒肢冷，甚则头晕气短、腰背拘急，舌淡，苔白或苔少，脉细弱。

【证候分析】素体禀赋不足之人，产后气血亏耗，脉络空虚，风、寒、湿邪极易乘虚而入，使经络痹阻，肢体、筋脉、关节失其温煦濡润，正虚无力祛邪，外邪留滞，筋脉失养，故全身肢体关节、肌肉疼痛或酸痛，酸楚麻木；气虚卫外不固，风寒侵袭，故汗出畏风、畏寒肢冷；寒邪易袭阳位，加之寒凝血瘀，故见腰背拘急；气虚则气短，血虚失养故头晕乏力。舌淡苔薄白，脉细弱，皆气血两虚之候。

【辨证要点】肢体关节、肌肉疼痛或酸痛，面色无华，倦怠乏力，舌淡苔薄白，脉细弱。

【治法】益气养血，祛邪通络。

【方药】黄芪桂枝五物汤（《金匮要略》）加味。

生黄芪 30g，炒白术 15g，桂枝 10g，白芍 10g，当归 15g，生地黄 15g，川芎 10g，秦艽 15g，豨莶草 30g，地龙 10g，生姜 5 片，大枣 5 枚。

【方解】方中黄芪为君，甘温益气，补在表之卫气。桂枝散风寒而温经通痹，与黄芪配伍，益气温阳，和血通经。桂枝得黄芪益气而振奋卫阳，黄芪得桂枝固表而不致留邪。白芍养血和营而通痹，与桂枝合用，调营卫而和表里；当归、白芍、川芎同用，有补血活血之功，共为臣药；配秦艽、豨莶草、地龙散风祛湿、通经活络，为佐药；生姜辛温，疏散风邪，以助桂枝之力；大枣甘温，养血益气，以资黄芪、白芍之功，与生姜为伍，又能和营卫，调诸药，以为佐使。诸药共奏益气养血、祛邪通络之功，使血活则风自息，气壮自能托邪外出矣。

【加减】关节疼重者，加片姜黄、威灵仙；周身关节筋挛急、麻木者，加伸筋草、木瓜；多汗乏力重者，重用生黄芪，加生牡蛎（先煎）。

【中成药】养血荣筋丸、八珍颗粒（丸）、人参养荣丸。

【临床体会】本证以"虚"为本，复感外邪，虚实夹杂，"不荣则痛""不通则痛"。治疗过程中，在补虚的基础上加以祛邪，扶正、祛邪兼施，但应以扶正为主、祛邪为辅。正气回复，祛邪外出，同时配伍少量祛风除湿散寒药，达到"补虚不留邪，祛邪不伤正"之治疗目的。

二、寒湿痹阻证

【证候】肢体关节冷痛，遇寒则痛剧，得热则痛减，局部皮色不红，触之不热，关节屈伸不利，恶风畏寒，手足寒凉，舌质淡红或黯红，舌苔薄白，脉弦紧或弦缓或浮。

【证候分析】素体阳虚，寒湿内盛，产后气血亏虚，或居处潮湿，复感寒湿之邪，或贪凉饮冷，嗜食肥甘，致使脾虚失运，湿浊内蕴，内湿外湿相引，客于肌肤关节，阻遏气机，气血运行不畅，肢体关节失养，故见肢体关节冷痛；寒湿为阴邪，故遇寒则痛剧，得热则痛减；若寒邪偏盛，困阻阳气，加之寒凝血瘀，则关节屈伸不利、恶风畏寒、手足寒凉。舌质淡红或黯红，舌苔薄白，脉弦紧或弦缓或浮，皆寒湿壅盛之征。

【辨证要点】肢体关节冷痛，遇寒则痛剧，得热则痛减，恶风畏寒，手足寒凉，舌质淡红或黯红，舌苔薄白，脉弦紧或弦缓或浮。

【治法】散寒除湿，通络止痛。

【方药】温经蠲痹汤（路志正经验方）。

生黄芪 30g，老鹳草 30g，当归 15g，桂枝 15g，白芍 15g，桑寄生 15g，炒白术 10g，茯苓 10g，川附片 10g，防风 10g，红花 10g，甘草 10g。

【方解】本方是由补血汤、甘草附子汤、桂枝附子汤、玉屏风散等衍化而来。方中用黄芪、当归益气补血，桂枝、附子温经散寒，白术、茯苓健脾祛湿，防风、桑寄生、老鹳草祛风除湿通络，红花、白芍、甘草活血缓急止痛。

【加减】肢体寒凉甚者，加川乌、巴戟天；肢体酸胀麻沉者，加苍术、泽泻；风湿盛者，加络石藤，甚则加炙川乌、炙草乌；膝痛者，加川牛膝、松节；上肢痛重者，加桑枝、姜黄；下肢沉重者，加薏苡仁、防己；脘痞腹胀纳呆者，加枳壳、桔梗、木香。

【中成药】寒湿痹片（颗粒）、黑骨藤追风活络胶囊、风湿骨痛胶囊（丸）、大活络丹、木瓜丸、风寒双离拐片、小活络丸、疏风活络片、追风透骨丸（片）、风湿痹康胶囊、狗皮膏（改进型）、伤湿止痛膏、复方南星止痛膏、天和追风膏。

【临床体会】本证是由于机体气血不足，肌表不固，从而感受风寒湿邪，痹阻经脉而发病。临床表现可见肢体、关节、筋脉麻木疼痛，遇冷加重。凡冷、麻或痛甚，皆属久病入络，阴寒凝滞，当选用附子、川乌以温阳，并选配虫类药物以搜风邪舒筋通络，可使临床疗效明显提高。附子大辛大热，回阳救逆，补火散寒，《本草正义》记载："其性散走，为通行十二经纯阳之要药，外则达皮毛而除表寒，里则达下元而温痼冷，彻内彻外，凡三焦经络，诸脏诸腑，果有真寒，无不可治。"再酌情选配虫类药，如全蝎、蜈蚣走窜剔络，去邪痹日久之疼痛。此类药药性虽多温燥，且有一定毒性，但因方内有补益肝肾气血之品制约，不会耗气动血。

三、湿热痹阻证

【证候】关节疼痛，肢体沉重酸软无力，口干不欲饮，不畏寒，或见发热，夜寐盗汗，形体消瘦，胸脘痞闷，纳呆食少，大便或干或溏，小便黄赤，舌质红，苔黄腻，脉濡数或滑数。

【证候分析】素体壮实感邪易从阳化热，或脾虚湿盛，产后过于贪凉饮凉，或调补不当，或偏食辛辣油腻，或情志郁闷不得宣泄，运化呆滞，湿热内生，郁久化热多成此证。湿热交蒸，滞于筋脉关节，痹阻不通，故疼痛；湿邪流注于关节，必见肢节沉重无力，产后体虚，湿邪黏滞则见重着酸软无力；产后阴亏，再加邪热灼伤阴液，虚损更著，故见阴虚发热、夜寐盗汗、形体消瘦；湿邪中阻，则胸闷脘痞、纳呆食少、口干不欲饮、饮亦不多。大便不爽，小便黄赤，舌红，苔黄，脉数，均为湿热蕴蒸之象。

【辨证要点】关节疼痛，不畏寒，肢体沉重酸软无力，或见发热，烦闷不安，或有发热，舌质红，舌红苔黄腻，脉濡数或滑数。

【治法】清热利湿，通络止痛。

【方药】宣痹汤（《温病条辨》）加减。

生薏苡仁30g，晚蚕沙10g，防己10g，杏仁10g，滑石10g，连翘10g，茵陈10g，炒苍术10g，半夏10g，赤小豆24g，车前草15g，片姜黄9g，海桐皮10g，山栀子6g。

【方解】方中防己入经络而祛经络之湿，通痹止痛；配伍杏仁开宣肺气、通调水道，助水湿下行；滑石、茵陈利湿清热，赤小豆、车前草清热利尿；薏苡仁淡渗利湿，引湿热从小便而解，使湿行热去；苍术燥湿健脾；半夏、蚕沙和胃化浊，制湿于中，蚕沙尚能祛风除湿、行痹止痛；薏苡仁还有行痹止痛之功；合用片姜黄、海桐皮宣络止痛，助主药除痹之功；更用山栀子、连翘泻火、清热解毒，助解骨节热炽烦痛。全方用药，通络、祛湿、清热俱备，分消走泄，配伍周密妥当。诸药相合，共奏清热利水、祛风胜湿、宣痹止痛之功。

【加减】关节疼痛甚者，去滑石、杏仁，加忍冬藤、木通、生地黄；周身关节酸楚者，去滑石、杏仁、赤小豆，加桑枝、豨莶草；筋脉拘急者，去滑石、赤小豆，加松节、藕节；口干渴思饮者，去半夏、滑石，加生地黄、麦冬；下肢关节热疼痛者，去滑石、杏仁，加黄柏、知母、忍冬藤；腰膝酸软无力者，去滑石、杏仁、半夏，加桑寄生；湿重于热者，加白术、木瓜、泽泻等；热重于湿者，多选用虎杖、忍冬藤、黄柏、知母、秦艽等。

【中成药】湿热痹颗粒、四妙丸、风湿圣药胶囊、风痛安胶囊、当归拈痛丸、豨桐胶囊（丸）。

【临床体会】湿热痹之患，由于人体禀赋不一，盛衰各异，故有热重于湿、湿重于热和湿热并重之不同。热重于湿者，因热重易耗伤阴液，易向阴虚证候转化，甚则伤及肝肾之阴。湿重于热者，因湿邪极易遏伤阳气，使寒湿更甚，故本证易向阳虚证转化。湿热并重者，则易耗液伤气，常常向气血两虚之候转化。在临证中，应灵活达变，随证治之。

对此证的治疗，慎用阿胶、熟地黄等，以防滋腻恋邪，可配伍应用当归、川芎、鸡血藤养血活血。同时，依据湿邪与热邪偏重不同，灵活配伍用药。湿重于热者，加用木瓜、猪苓、泽泻等；热重于湿者，多选用虎杖、忍冬藤、黄柏、知母、秦艽等。湿热之邪停滞于经脉，黏腻难祛，常配伍路路通、豨莶草、络石藤、鹿衔草、穿山龙等加强清热通络、除痹止痛之功效。

四、肝肾不足证

【证候】关节肌肉疼痛，屈伸不利，筋脉拘急，肌肤麻木，腰膝酸软无力，活动时加重，日久则关节变形，形体消瘦。或咽干口燥，头晕耳鸣，或失眠多梦，烦躁盗汗，两颧潮红，五心烦热，便干溺赤；或关节冷痛，足跟疼痛，畏寒喜暖，四末不温。舌红，苔薄白，脉沉弱。

【证候分析】产后百节空虚，卫表不固，腠理不密，起居不慎，风寒湿邪乘虚而入，客于经络、关窍致痹。久痹不除，内舍肝肾，肝肾不足，筋脉、肌肉、脏腑失其濡养，故关节疼痛、屈伸不利、筋脉拘急，肌肤麻木，腰膝酸软无力，活动时加重。女子以肝为先天，体阴而用阳，若阴虚内热之躯，易致肝肾阴虚，则形体消瘦、头晕耳鸣；若虚热内扰则失眠多梦、五心烦热；虚热上越则两颧潮红，热迫津泄则盗汗，热灼津伤则便干、溺赤。若素体偏于阳虚，易致肝肾阳虚，则关节冷痛、足跟疼痛、畏寒喜暖、四末不温。舌红，苔薄白，脉沉弱，皆为肝肾两亏之征象。

【辨证要点】关节肌肉疼痛，屈伸不利，腰膝酸软无力，关节发凉或局部发热，舌红，苔薄白，脉沉弱。

【治法】补益肝肾，强筋壮骨。

【方药】独活寄生汤（《备急千金要方》）加减。

独活 9g，桑寄生 6g，杜仲 6g，牛膝 6g，细辛 6g，秦艽 6g，茯苓 6g，肉桂心 6g，防风 6g，川芎 6g，人参 6g，甘草 6g，当归 6g，芍药 6g，干地黄 6g。

【方解】方中重用独活为君，辛苦微温，善治伏风，除久痹，且性善下行，以祛下焦与筋骨间的风寒湿邪。臣以细辛、防风、秦艽、桂心，细辛入少阴肾经，长于搜剔阴经之风寒湿邪，又除经络留湿。秦艽祛风湿，舒筋络而利关节。桂心温经散寒，通利血脉；防风祛一身之风而胜湿。君臣相伍，共祛风寒湿邪。本证因痹证日久而见肝肾两虚，气血不足，遂佐入桑寄生、杜仲、牛膝以补益肝肾而强壮筋骨，且桑寄生兼可祛风湿，牛膝尚能活血以通利肢节筋脉。当归、川芎、地黄、白芍养血和血，人参、茯苓、甘草健脾益气，以上诸药合用，具有补肝肾、益气血之功。且白芍与甘草相合，尚能柔肝缓急，以助舒筋。当归、川芎、牛膝、桂心活血，寓"治风先治血，血行风自灭"之意。甘草调和诸药，兼使药之用。纵观全方，以祛风寒湿邪为主，辅以补肝肾、益气血之品，邪正兼顾，祛邪不伤正，扶正不留邪。

【加减】偏于肝肾阴虚者，症见腰膝酸软、潮热盗汗、五心烦热、口干咽痛，选加熟地黄、山萸肉、龟甲、白芍、枸杞子及女贞子、墨旱莲、山茱萸等；偏于肝肾阳虚者，症见关节冷痛、足跟疼痛、畏寒喜暖、四末不温，加附子、鹿角胶、菟丝、巴戟天等。疼痛较剧者，可酌加制川乌、制草乌、白花蛇等。

【中成药】偏阳虚：尪痹颗粒（肝肾）、益肾蠲痹丸、仙灵骨葆胶囊、蚁参蠲痹胶囊、风湿液、壮骨关节胶囊、健步强身丸、健步壮骨丸、祛风止痛片（胶囊）、骨龙胶囊、妙济丸、天麻丸（片）。偏阴虚：知柏地黄丸、大补阴丸。

【临床体会】女子以肝为先天，体阴而用阳，若阴虚内热之躯，易致肝肾阴虚；若素体偏于阳虚，易致肝肾阳虚，临床以肝肾阴虚为多见。如见咽干口燥、头晕耳鸣或失眠多梦、烦躁盗汗、两颧潮红、五心烦热等多为肝肾阴虚，宜选用用甘寒药，如石斛、玉竹、女贞子、墨旱莲、山茱萸、枸杞子等；如伴见关节冷痛、足跟疼痛、畏寒喜暖、四末不温则为肝肾阳虚证，酌选温热性药，如附子、肉桂、鹿角胶、菟丝子、巴戟天、狗脊等。

五、瘀血阻滞证

【证候】遍身关节肌肉疼痛，或刺痛，痛处固定不移，四肢关节屈伸不利，遇寒更甚，昼轻夜重，少腹疼痛，恶露不净，夹有血块。舌质黯有瘀点、瘀斑，脉弦涩。

【证候分析】产后气血耗伤，感邪留滞经脉，气血运行受阻，或产后余血未尽，恶露不下，瘀血留滞于经络骨节之间，气血运行不畅，则遍身关节肌肉疼痛，或刺痛，痛处固定；瘀阻经脉关节，血行不畅，则四肢关节屈伸不利；瘀血为阴邪，遇寒则凝，故遇寒更甚，昼轻夜重；瘀血客于胞脉，则少腹疼痛，恶露不净，夹有血块。舌质黯有瘀点、瘀斑，脉弦涩，皆为血瘀之征。

【辨证要点】关节肌肉疼痛，或刺痛，痛处固定不移，四肢关节屈伸不利，遇寒更甚，昼轻夜重，舌质黯有瘀点、瘀斑，脉弦涩。

【治法】养血活血，化瘀通络。

【方药】身痛逐瘀汤（《医林改错》）。

秦艽 15g，川芎 10g，桃仁 10g，红花 10g，甘草 5g，羌活 10g，没药 5g，当归 15g，五灵脂 10g，牛膝 15g，香附 10g，地龙 10g。

【方解】方中当归、川芎、红花、桃仁活血化瘀，秦艽、羌活祛风除湿，没药、五灵脂、香附行气活血止痛，牛膝、地龙疏通经络以利关节，甘草调和诸药。若身痛较甚，脉络青紫者，酌加鸡血藤、桂枝以增强活血行瘀、温经通络止痛之效。

【加减】腰痛者加桑寄生、炒杜仲、续断。经期痛重加益母草、女贞子。若痛处不温，喜热熨者，可酌加姜黄，川乌、草乌以湿经散寒止痛。若兼关节热痛、身体重着、舌苔黄腻等湿热征象者，可在此方中加入苍术、黄柏以清热燥湿。若病久气虚，症见眩晕耳鸣、心悸气短、动则汗出、倦怠乏力等，可于方中加入黄芪、党参以扶正气。

【中成药】瘀血痹颗粒（胶囊、片）、复方风湿宁胶囊、活络丸、大活络丸、小活络丸、盘龙七片、通痹片（胶囊）、消痛贴膏、坎离砂。

【临床体会】此证的发生乃产后气血耗伤，感邪留滞经脉，气血运行受阻；或产后恶露不尽，留滞成瘀。临床药用鸡血藤、三七粉、桃仁、红花、益母草、当归、川芎、川牛膝等养血活血祛瘀，少用三棱、莪术、水蛭等破血逐瘀之品，以防耗血动血。同时，产后痹的产生多伴有气血不足之证，尤其对本证的治疗在活血化瘀的同时应注重补气加以扶正，常用生黄芪 30g 或党参 12g 以达补益气血的目的。

六、脾肾阳虚证

【证候】周身关节冷痛，屈伸不利，四末不温，形寒肢冷，冷痛以腰膝为甚，面白无华，神疲困倦，足跟冷痛，或腹胀便溏，或五更泄泻，小便清长。舌质淡，苔白，脉沉细而弱。

【证候分析】先天不足，后天失养，已有脾肾阳虚，产后气血耗伤，必损及阳气。阳虚则阴寒内盛，稍遇寒湿外邪，易留滞肢体关节肌肉，痹阻气血经络，致关节冷痛、重着；阳虚温煦功能减弱，故形寒肢冷；腰为肾之府，肾虚感寒，故以腰膝痛为甚；脾阳亏虚，清阳不升，气血乏源，肢体失养，精微无以养神，故面白无华、神疲困倦；肾阳虚衰，不能温养脾土，脾阳不升，水谷下趋，脾阳不振，则腹胀便溏、五更泄泻、小便清长。舌淡苔白，脉沉细弱，为脾肾阳虚，阴寒内盛，气化失常之征。

【辨证要点】关节冷痛，四末不温，畏寒怕冷，面白无华，气短乏力，或腹胀便溏，或五更泄泻。舌质淡苔白，脉沉细而弱。

【治法】温补脾肾，祛寒除湿，散风通络。

【方药】附子汤（《宣明论方》）或右归饮（《景岳全书》）加减。

附子 10g，防风 10g，独活 15g，细辛 3g，萆薢 15g，山茱萸 15g，牛膝 15g，当归 10g，黄芪 15g，肉桂 5g，川芎 10g，白术 15g，枳壳 10g，石菖蒲 15g，菊花 5g，天麻 10g，生姜 8 片。

【方解】方中附子通行十二经脉，大辛大热，温阳散寒疗痹痛为主药。防风、独活、细辛、萆薢祛风散寒除湿，使风寒之邪得以外解。山茱萸、牛膝、肉桂益肾温阳，共为辅药。川芎、当归活血通络，黄芪、白术、枳壳补气健脾行气，石菖蒲祛湿通窍，菊花清利头目，天麻祛风通络，共为佐药。生姜辛温发散，散寒通络为使药。诸药相伍，以行其温阳补肾、散寒祛风湿、通经止痛之能。

【加减】湿重者加薏苡仁、茯苓、苍术；风盛者加白僵蚕、白花蛇；寒重者加制川乌、麻黄；关节不利用白芥子除皮里膜外之痰浊。下肢沉重疼痛者，加木瓜、千年健。纳少便溏加党参、山药健脾益气。腰背冷痛甚加狗脊、巴戟天、续断温补肾气。

【中成药】尪痹颗粒。

【临床体会】此证多是已有脾肾阳虚，加之产后气血耗伤，损及阳气，稍遇寒湿外邪，则留滞肢体关节肌肉。阳虚寒凝，得温则散，此证的治疗需用温阳之品，如大辛大热之附子，寒凝重者可用至 30g，阳得温，寒得化，络则通。本证邪实而正气虚衰，忌盼效心切，频繁更方，贻误治疗。

七、肝郁气滞证

【证候】关节、肌肉胀痛，疼痛或轻或重，重则可因疼痛彻夜不眠，程度常因情绪波动而改变，心烦易怒，情绪焦虑，口干口苦，胸胁胀满，嗳气频繁，腹胀。舌质淡，苔薄白，脉弦滑或弦涩。

【证候分析】女子以肝为先天，以血为本，肝之疏泄藏血功能与月经、生殖密切相关。妇人产后更易致情志不舒，肝气郁结，气机不畅，瘀滞经络、肌肉关节为痹，则关节、肌肉胀痛，疼痛或轻或重，或疼痛彻夜不眠。肝郁化火而心烦易怒，情绪焦虑；肝火上冲，则口干口苦；肝气郁结，肝失疏泄，则胸胁胀满，嗳气频繁，甚则腹胀。舌质淡，苔薄白，脉弦滑或弦涩，皆为肝郁气滞之象。

【辨证要点】关节、肌肉胀痛，程度常因情绪波动而改变，心烦易怒，口干口苦，舌质淡，苔薄白，脉弦滑或弦涩。

【治法】疏肝解郁，通络止痛。

【方药】逍遥散（《太平惠民和剂局方》）合黄芪桂枝五物汤（《金匮要略》）加减。

柴胡 10g，白芍 10g，炙甘草 5g，当归 10g，茯苓 10g，白术 10g，黄芪 9g，桂枝 9g，生姜 18g，大枣 4 枚。

【方解】方中柴胡疏肝解郁；当归、白芍养血柔肝，与柴胡合用，使肝气条达，肝血得养，气血调和。白术、茯苓益气健脾，以防肝木克犯脾土。黄芪补气行血；桂枝既达肌腠，又入血分，既活血和营，又祛风通络。黄芪配伍桂枝，益气活血、祛风除痹，相使为用。白芍酸寒，养血敛阴，配桂枝则活血通络，桂枝得白芍则祛风而不燥。生姜、大枣辛甘以鼓舞脾阳，滋气血生化之源；甘草调和诸药，使肝气得疏，肝血得养，气机调畅，则诸症自解。

【加减】疼痛重者加延胡索、郁金、鸡血藤。失眠重者加珍珠母、炒枣仁。出汗多者，加煅龙骨、煅牡蛎。血虚证候明显时，加鸡血藤、熟地黄；肾虚证候明显时，加熟地黄、杜仲、牛膝；血瘀证候明显时，加川芎、桃仁、红花。

【中成药】逍遥丸、柴胡疏肝散、加味逍遥丸。

【临床体会】产后痹多强调产后气血亏损的内因和风寒之邪不时乘袭的外因，较少注意到七情致病因素所导致的肝郁气滞在该病中的作用。女子以肝为先天，以血为本，肝之疏泄藏血功能与月经、生殖密切相关。肝主疏泄，主司情志，产后情绪易于波动，易受情志因素影响，致肝气郁结，气血运行不畅，经脉气血不通，不通则痛，而出现关节疼痛。此证可单独出现，也可兼夹于其他证型之中，从肝郁论治往往可取得较好的疗效。

关于产后病的治则，大多数医家能够达成共识，即要注意结合妇女产后"多虚多瘀"的体质，以扶正祛瘀为主。用药时尚需注意不要过于寒凉，因寒凝可致血瘀；不要过于辛热，因辛热能耗伤津血；不宜过于消导，因其能伤胃气，并使乳汁生化乏源而减少；不宜过于发汗泻下，因其伤津液，且津血同源。总之，该病应本着"勿拘于产后，亦勿忘于产后"的原则，调和气血，使补而不滞，泻而不伤。

第二节　症状治疗

产后痹的主要症状包括疼痛、畏恶风寒、多汗、乏力、麻木、焦虑/抑郁等。

一、疼痛的辨证治疗

疼痛是产后痹的最常见症状，其疼痛可以是周身关节疼痛，也可以肌肉不适伴疼痛、沉重、麻木为特点；可以是单个部位，也可以是全身性疼痛。产后痹可见典型的三痹表现：有以全身肌肉关节疼痛，痛处不定，疼痛走窜的行痹为主要表现；有以关节肌肉疼痛为主，部位相对固定，可见于肩、腰、背或一侧肢体或数个关节疼痛的痛痹为主要表现；有以四肢或一侧肢体或某一肢体沉重、酸胀、麻木、怕凉，病情缠绵难愈的着痹为主要表现。当然临床也有疼痛，酸沉、病位走窜同时存在的风寒湿三气杂至合而为痹的表现。

1. 行痹

【病因病机】行痹病因为风邪，而风为百病之长，故其他外邪也常依附于风而侵犯人体，其中以风寒、风湿最为常见。其内因则为卫阳不固，腠理空虚，风邪或夹寒夹湿乘虚侵入人体肌肤、经络，造成气血运行不畅而为本病。

【证候】肢体关节、肌肉酸痛，痛处游走不定，但以上肢为多见，以寒痛为多，或见恶风寒。舌苔薄白或薄腻，脉多浮或浮紧。

【治法】祛风通络，散寒除湿。

【方药】大防风汤（《太平惠民和剂局方》）加减。

【主要药物】白术、防风、黄芪、熟地黄、杜仲、白芍、牛膝、羌活、附子、肉桂、甘草（炙）、川芎、当归。

【加减】若以肩肘等上肢关节为主者，为风胜于上，可选加白芷、桑枝、威灵仙、姜黄祛风通络止痛。若以下肢关节为主者，为湿胜于下，选加独活、防己、萆薢、松节等祛湿止痛。以腰背关节为主者，多与肾气不足有关，酌加桑寄生、淫羊藿、巴戟天、续断等温补肾气。

2.痛痹

【病因病机】由于正气不足，风、寒、湿合邪而以寒邪为主侵袭人体，痹阻经络，气血运行不畅，引起肌肉、筋骨、关节发生疼痛。

【证候】肢体关节疼痛较剧，甚至关节不可屈伸，遇冷痛甚，得热则减，痛处多固定。苔薄白，脉弦紧。

【治法】温经散寒，祛风除湿。

【方药】乌头汤（《金匮要略》）。

【主要药物】制川乌、麻黄、芍药、甘草、黄芪、蜂蜜、制乌头。

【加减】可选加羌活、独活、防风、秦艽、威灵仙等祛风除湿，或加姜黄、当归活血通络。寒甚者可加制附片、桂枝、细辛温经散寒。

3.着痹

【病因病机】着痹病因为湿邪，湿为阴邪，其性黏滞、重着，湿邪或夹风寒之邪侵袭人体肌肤、经络，造成气血运行不畅而为本病。

【证候】肢体关节疼痛重着、酸楚，肌肤麻木，手足困重，活动不便。苔白腻，脉濡缓。

【治法】除湿通络，祛风散寒。

【方药】薏苡仁汤（《奇效良方》）加减。

【主要药物】薏苡仁、苍术、羌活、独活、防风、川乌、麻黄、桂枝、当归、川芎、生姜、甘草。

【加减】肌肤不仁，加海桐皮、豨莶草祛风通络，或加黄芪、红花益气通痹。

4. 热痹

【病因病机】感受热邪，或风寒湿邪痹阻日久化热，热邪痹阻人体肌肤、经络，造成气血运行不畅而为本病。

【证候】肢体关节疼痛，痛处灼热，得冷则舒，多兼发热、口渴、烦闷不安。舌质红，苔黄腻或黄燥，脉滑数。

【治法】清热通络，祛风除湿。

【方药】白虎加桂枝汤（《金匮要略》）。

【主要药物】石膏、知母、炙甘草、粳米、桂枝。

【加减】可加连翘、黄柏清热解毒；海桐皮、姜黄、木防己、威灵仙等活血通络、祛风除湿。

5. 瘀血痹

【病因病机】风、寒、湿、热邪痹阻经脉，产后气虚推动无力，或血虚寒凝，气血不畅。

【证候】关节、肌肉、皮肤疼痛，痛如针刺，痛处不移，夜间痛甚，疼痛局部可见肤色紫黯，肌肤甲错，少腹疼痛，恶露不净，夹有血块。舌质黯，有瘀斑、瘀点，脉细涩。

【治法】活血化瘀，通络止痛。

【方药】身痛逐瘀汤（《医林改错》）加减。

【主要药物】秦艽、羌活、桃仁、红花、当归、川芎、没药、灵脂、香附、牛膝、地龙、甘草。

【加减】气虚明显者，加生黄芪、党参、白术、茯苓等补气活血。

6. 气血亏虚证

【病因病机】产后体虚，加之感受外邪，日久不除，耗伤气血，无以濡养皮肤、肌肉、筋骨、关节。

【证候】四肢乏力，关节酸沉，绵绵而痛，麻木尤甚，形体虚弱，面色苍白，头晕心悸。舌质淡红欠润滑，苔黄或薄白，脉多沉虚而缓。

【治法】益气养血，舒筋活络。

【方药】黄芪桂枝五物汤（《金匮要略》）加味。

【主要药物】黄芪、桂枝、芍药、怀牛膝、姜、枣。

【加减】上肢痹痛时，常加防风、桑枝、羌活；下肢痹痛时，常加杜仲、木瓜；血虚重者，加当归、鸡血藤；气虚重者倍用黄芪，加党参；阳虚肢冷者，加附子；阴虚潮热者，加龟甲、知母、生地黄；筋挛麻痹者，加地龙、乌蛇；血瘀痛甚者，加桃仁、红花、丹参。

7. 肝肾不足证

【病因病机】素体肝肾虚，复因产伤扰动肾气，腰为肾之府，足跟为肾经所过，肾虚则腰膝酸痛、身痛、足跟痛。

【证候】产后腰膝关节、足跟酸痛，难于俯仰，头晕耳鸣，夜尿多。舌淡黯，苔薄白，脉沉细。

【治法】补肾强腰，壮筋骨。

【方药】养荣壮肾汤（《嵩崖尊生全书》）加味。

【主要药物】当归、川芎、独活、肉桂、川断、杜仲、桑寄生、防风、生姜、秦艽、熟地黄。其中当归、川芎、熟地黄补血活血，养血荣血；独活、肉桂、防风、生姜、秦艽祛风除湿；川续断、杜仲、桑寄生补肝肾强筋骨。

二、畏恶风寒的辨证治疗

畏恶风寒是产后痹常见的症状，既可以表现为全身症状，亦可表现为肢体关节局部症状。畏恶风寒实际包括恶风、恶寒、畏寒三种不同的症状。恶寒是患者感觉怕冷，甚则加衣被，近火取暖，仍觉寒冷。畏寒是患者怕冷，但加衣被或近火取暖而有所缓解。恶风是未遇风吹始觉怕冷。一般恶寒者皆有恶风，恶风者也多兼有恶寒。畏恶风寒在痹证多见于风寒痹阻、气虚、阳虚证候者。

1. 风寒痹阻

【病因病机】产后气血亏虚，风寒外束，卫表受伤，故见恶风。

【证候】畏恶风寒，身体疼痛，无汗，口淡不渴。舌苔薄白，脉浮紧。

【治法】祛风散寒，温经通脉。

【方药】防风汤（《太平惠民和剂局方》）加减。

【主要药物】防风、麻黄、肉桂、当归、秦艽、葛根、茯苓、生姜、大枣、甘草。

【加减】气虚者可加生黄芪、党参；风胜者加羌活；兼瘀血者可加桃仁、红花；寒胜者可加附子。

2. 气虚恶风

【病因病机】产后气虚卫外不固，故见恶风。

【证候】恶风，常自汗出，倦怠乏力，气短懒言。脉沉细无力。

【治法】益气固表。

【方药】玉屏风散（《世医得效方》）。

【主要药物】黄芪、白术、防风。

【加减】汗多者加浮小麦、牡蛎；外感风寒，合桂枝汤。

3. 阳虚内寒

【病因病机】素体阳虚，产后阳气耗伤，不能温煦肢体关节，故畏寒。

【证候】肢体关节冷痛畏寒，常需加衣被、近火取暖方能缓解，手足不温，精神疲惫，自汗出，汗出后畏寒加重，便溏，小便清长。舌淡，苔白，脉沉迟无力。

【治法】温阳散寒。

【方药】阳和汤（《外科证治全生集》）加减。

【主要药物】熟地黄、鹿角、肉桂、炮姜、麻黄、白芥子、甘草。

【加减】气虚不足者加党参、黄芪甘温补气；阴寒重者，可加附子温阳散寒。

三、多汗的辨证治疗

多汗是指较正常人出汗过多的一种症状，妇女生产时伤气耗血，气虚益甚，卫阳不固，腠理不实，阳不敛阴，阴津外泄，乃至自汗不止；营阴素亏，加之因生产失血伤津，阴血益虚，阴虚内热，寐时阳乘阴分，破津外泄，致令盗汗。醒后阳气卫外，充腠理，实皮毛而汗自止。亦有因气随血伤，醒后卫阳仍不固而自汗不止者。产后耗气伤血，气虚阳气不固，阴虚内热迫汗外出。气虚、阴虚为汗多的主要病因。多汗一证有虚实之别，虚则多由气虚、阳虚、阴虚所致，实则多由营卫不和、风湿外侵、湿热内蕴、热炽气分所致。

1. 风湿汗出

【病因病机】产后感受风湿之邪，卫气受伤，卫阳不固，故时自汗出。

【证候】多见于风湿病初起，时自汗出，汗出不多，恶风，肢体困重。舌苔薄白，脉浮滑。

【治法】祛风除湿。

【方药】防己黄芪汤（《金匮要略》）加减。

【主要药物】防己、黄芪、甘草、白术。

【加减】汗出多者，可加浮小麦、五味子、牡蛎固表敛汗；气虚甚者，加党参、黄精益气固摄；湿邪重者，加薏苡仁、苍术健脾祛湿。

2. 营卫不和

【病因病机】产后感受风邪，卫气不固，腠理开泄，营阴不能内守，故汗出。

【证候】产后常自汗出，汗出恶风，周身酸楚，时发热。舌苔薄白，脉缓。

【治法】调和营卫。

【方药】桂枝汤（《伤寒论》）加减。

【主要药物】桂枝、白芍、生姜、大枣、甘草。

【加减】汗出多者，酌加龙骨、牡蛎固涩敛汗；兼气虚者，加黄芪益气固表；兼阳虚者，加附子温阳敛汗；如半身或局部出汗者，可配合甘麦大枣汤之甘润缓急进行治疗。

3. 湿热内蕴

【病因病机】产后体虚，外感湿热之邪，阻滞气机，宣降失常，故汗出较多。

【证候】汗出较多，常湿衣襟，日久不愈，肢体沉重，屈伸不利，口干不欲饮。舌苔黄厚腻，脉滑数。

【治法】清化湿热。

【方药】宣痹汤（《温病条辨》）加减。

【主要药物】防己、滑石、连翘、山栀子、薏苡仁、半夏、蚕沙、赤小豆皮。

【加减】湿胜者，加苍术、白术健脾祛湿；热胜者，合白虎汤治疗。

4. 气虚汗出

【病因病机】产后伤气，气虚不能敛汗，故汗出较多。

【证候】常自汗出，动则益甚，时恶风寒，倦怠乏力，气短声怯，易患感冒。舌质淡，苔薄白，脉虚。

【治法】益气固表。

【方药】玉屏风散（《世医得效方》）加减。

【主要药物】黄芪、白术、防风。

【加减】汗出多者，可加浮小麦、牡蛎固表敛汗；气虚甚者，加党参、黄精益气固摄；兼有阴盛而见舌红、脉细数者，加麦冬、五味子养阴敛汗。

5. 阳虚汗出

【病因病机】产后伤气，阳气损伤，阳虚不能卫外，故汗出。

【证候】常自汗出，肢冷畏寒，汗出后加重，神疲倦怠，大便溏薄，小便清长。舌质淡，苔白，脉沉细无力。

【治法】温阳固表。

【方药】黄芪建中汤（《金匮要略》）加减。

【主要药物】黄芪、桂枝、白芍、生姜、甘草、大枣。

【加减】汗出多者，加牡蛎、浮小麦固涩敛汗；阳虚寒凝者，加附子温阳散寒。

6. 阴虚火旺

【病因病机】产后失血失精，或邪热耗阴，以致阴精亏虚，虚火内生，阴津被扰，不能自藏而外泄，导致盗汗或自汗。

【证候】夜寐盗汗或有自汗，五心烦热，或兼午后潮热，两颧色红，口渴。舌红少苔，脉细数。

【治法】滋阴降火。

【方药】当归六黄汤（《兰室秘藏》）加减。

【主要药物】当归、黄芩、黄连、黄柏、熟地黄、生地黄、黄芪。

【加减】汗出多者，加牡蛎、浮小麦固涩敛汗；潮热甚者，加秦艽、银柴胡、白薇清退虚热。

四、乏力的辨证治疗

乏力为大多数产后痹患者的临床表现，妇女产时耗气伤血，产后哺乳耗血伤气，表现为乏力、困倦、易疲劳，甚至精神萎靡。引起乏力的原因可有气血不足、肝肾亏虚、湿热痹组、肝气郁滞，其辨证治疗可分为气血不足证、肝肾亏虚证、湿热痹阻、肝气郁滞证。

1. 气血不足

【病因病机】素体禀赋不足，产后气血亏耗所致。

【证候】乏力气短，动则甚，伴汗出畏风，面黄少华，头晕，心悸，纳差。舌淡苔薄，脉细。

【治法】补益气血。

【方药】八珍汤（《瑞竹堂经验方》）加减。

【主要药物】党参、白术、茯苓、当归、熟地黄、川芎、白芍、甘草，

【加减】恶风寒明显者，加生黄芪、防风。

2. 湿热痹阻

【病因病机】产后气血亏虚，正气不足，易感风湿热邪或者风寒湿痹从阳化热所致。

【证候】乏力倦怠，周身困重，舌苔黄腻，脉滑数。

【治法】清利湿热。

【方药】二妙丸（《医学纲目》卷二十引朱震亨方）。

【主要药物】苍术、黄柏。

【加减】湿热痹阻导致的乏力，重点在祛湿，可重用生薏苡仁30～60g以健脾清热祛湿，或加用茯苓、泽泻以健脾祛湿；气虚明显者，可加用生黄芪。

3. 肝肾亏虚

【病因病机】素体禀赋不足或痹病日久不除，内舍肝肾，致肝肾亏虚。

【证候】乏力，伴有腰膝酸软，头晕目眩，手足心热，或畏寒喜暖等。

【治法】补益肝肾。

【方药】独活寄生汤（《备急千金要方》）。

【主要药物】独活、桑寄生、秦艽、防风、川芎、当归、熟地黄、白芍、肉桂、茯苓、杜仲、牛膝。

【加减】伴有腰膝酸软者，加续断以滋补肝肾；手足心热，加知母、黄柏清虚热；畏寒明显，加附子、肉桂以散寒。

4. 肝气郁滞

【病因病机】产后情志不遂，肝失条达，气机郁结所致。

【证候】乏力倦怠，情绪不稳，心烦易怒，焦虑，口干口苦，嗳气频繁。舌质淡红，苔薄黄，脉弦滑或脉弦涩。

【治法】疏肝解郁。

【方药】加味逍遥丸（《中国药典》）加减。

【主要药物】柴胡、当归、白芍、茯苓、猪苓、白术、牡丹皮、栀子。

【加减】胁肋胀痛者，可加少量川楝子、延胡索、香附等疏肝理气之品，以助通经络而除痹；伴气虚者，加党参或黄芪；伴有瘀血者，加丹参、赤芍、红花。

五、麻木的辨证治疗

麻木是患者肌肤感觉异常或知觉障碍的一种症状。"麻"是指自觉肌肉之内如虫乱行，按之不止；"木"是指皮肤不知痒痛，按之不知，掐之不觉。一般通称"麻木"。产后痹麻木多由气血不足、寒湿痹阻、瘀血痹阻所致，病机总与气血不能荣养肌肤有关。

1. 寒湿痹阻

【病因病机】产后体虚，外感寒湿之邪，气血不和，痹阻经脉、关节，经脉不畅。

【证候】四肢肌肤麻木，肢冷不温，遇寒加重，遇热或活动后暂时减轻，或伴肢节冷痛。舌质淡，苔白润，脉弦或滑。

【治法】散寒除湿通络。

【方药】桂枝附子汤（《奇效良方》）合四物汤（《太平惠民和剂局方》）加减。

【主要药物】桂枝、炮附子、当归、熟地黄、川芎、白芍、生姜、大枣。

【加减】有风邪者，可加防风、秦艽祛风散寒；关节沉重，小便不利者，可加泽泻、泽兰、猪苓以利水湿；腰痛者，加巴戟天、鹿角霜、补骨脂等加强温补肾阳之功。

2. 瘀血痹阻

【病因病机】产后恶露未净，瘀血留滞于经络、筋骨之间，或产后感受外邪致血行不畅，瘀阻经脉、关节。

【证候】四肢肌肤麻木日久，皮肤不荣甚或甲错，肢体困重。舌紫黯，或有瘀斑、瘀点，苔腻，脉细滑。

【治法】养血活血，化瘀通络。

【方药】生化汤（《傅青主女科》）加减。

【主要药物】当归、川芎、桃仁、炮姜、炙甘草、桂枝、牛膝、鸡血藤。

【加减】若痛处不温，喜热熨者，加姜黄、川乌、草乌。

3. 气血不足

【病因病机】产后气血耗伤，四肢肌肤失荣。

【证候】四肢肌肤麻木，休息后则减轻，面色不华，倦怠乏力，心悸气短，不寐健忘。舌质淡，脉细无力。

【治法】补益气血。

【方药】八珍汤（《瑞竹堂经验方》）。

【主要药物】当归、川芎、熟地黄、白芍、党参、白术、茯苓、甘草。

【加减】腰膝酸痛，加牛膝、杜仲；兼瘀血者，加桃仁、红花。

六、焦虑 / 抑郁的辨证治疗

【病因病机】产后血虚，血不柔肝，肝失疏泄，气机不畅，郁结于内或肝郁化火所致。产后焦虑 / 抑郁主要见肝气郁结证。

【证候】情绪低落，焦虑或抑郁，全身关节肌肉疼痛，怕风怕凉，情绪焦虑。兼症颇多，心烦失眠，口苦胁胀，多愁多虑，情绪不稳，腰膝酸软，头晕耳鸣，自汗盗汗等。

【治法】疏肝解郁，通络止痛。

【方药】柴胡疏肝散（《景岳全书》）合甘麦大枣汤（《金匮要略》）加减。

【主要药物】陈皮、柴胡、川芎、香附、枳壳、芍药、甘草、小麦、大枣等。

第三节　其他治疗

一、单方验方

1.真茅山苍术 2000g，洗净，先以米泔浸三宿，用蜜酒浸一宿，去皮。用黑豆一层拌苍术一层，蒸 2 次，再用蜜酒蒸 1 次。加适量河水，在砂锅内熬成浓汁，去渣，将煎液静置。取清液浓缩成膏。日 2 服，每服 15g。适用于产后湿痹。（《先醒斋医学广笔记》）

2.苍术散：苍术 30g，黄柏 15g。苍术米泔水浸一宿。盐炒。黄柏酒浸一昼夜，炙焦。前药用水 800～1000mL 煎成 400mL，日服 2 次，每服 200mL。适用于产后湿热痹。（《经验丹方汇编》）

3.甜瓜子丸：甜瓜子 90g（洗净炒黄），干木瓜 45g，威灵仙 30g，川乌头（制）15g。上药共细末，酒煮面糊为丸，如梧桐实大，日 2 服，每服 6g，温开水送下。适用于产后风痹。（《瑞竹堂经验方》）

4.补肾地黄酒：大豆 60g，生地黄 30g，生牛蒡子根 30g。上药洗净，包于纱布口袋内，置入 600mL 的酒坛内，浸 5～6 日后即可饮用。适用于

产后阴虚痹。(《必用全书》)

5. 九节菖蒲酒：九节菖蒲 250g，浸入 1000mL 60 度白酒中，密封半个月后，每日早晚各服 15mL。1 个月为 1 个疗程。(经验方)

二、针灸疗法

对产后诸疾采取针灸疗法，前人多认为有夺气伤血之弊，故用之十分谨慎。针灸有通经脉、调气血、止疼痛、疏风散寒等功效，但必须根据具体证候，虚则补之，实则泻之，运用恰当，灵活而治，勿犯虚虚实实之戒。

1. 风寒阻络证

【治法】疏风活络，通经止痛。

【处方】风池、阳池、外关、风市、阳陵泉、关元、命门、肾俞。

【进针部位】地部（针刺入腧穴应刺深度分为三个部分，上 1/3 为天部，中 1/3 为人部，下 1/3 为地部）。

【手法】用烧山火法，寒甚者，可同时用灸法；或将艾炷置于姜片上灸阿是穴。

2. 寒湿痹阻证

【治法】健脾祛湿，温经散寒，活血止痛。

【处方】中脘、天枢、气海、命门、悬钟、足三里、肩髃、合谷、肾俞、脾俞。

【进针部位】地部。

【手法】用烧山火法补之，寒甚者，可同时采用灸法。

3. 湿热痹阻证

【治法】清热利湿，通痹止痛。

【处方】大椎、大杼、中脘、合谷、大横、阴陵泉、行间。

【进针部位】先入地部，后提至天部，再和人部。

【手法】泻法。用迎、开法泻地部和天部，平补平泻法和人部。

4. 气血两虚证

【治法】益气补血，通经止痛。

【处方】中脘、关元、足三里、合谷、脾俞。

【进针部位】地部。

【手法】用随、合、烧山火联合补法补之。

5. 瘀血阻络证

【治法】活血化瘀，通络止痛。

【处方】膈俞、中脘、气海、合谷、太冲、足三里。

【进针部位】人部。

【手法】平补平泻，可配合瘀阻部位皮肤三棱针点刺或所选穴位三棱针放血。

6. 脾肾阳虚证

【治法】温补脾肾，通阳蠲痹。

【处方】中脘、关元、合谷、足三里、大椎、命门、脾俞、肾俞、太溪、百会。

【进针部位】地部。

【手法】烧山火、随、合、吸等联合补法补之。

7. 肝肾阴虚证

【治法】养阴增液，活血止痛。

【处方】中极、血海、内关、太溪、复溜、心俞、肝俞、脾俞、三阴交。

【进针部位】地部。

【手法】平补平泻，先泻后补。

以上各证候中所列穴位，每次可酌情选择其中数穴，分组交替针治。

三、饮食疗法

1. 猪肾汤方

猪肾 1 具，糯米 50g，当归 15g，知母 10g，葱白 7 茎（带须），芍药 15g。治产后肾劳，四肢疼痛。（《经效产宝》）

制法：以水 1200～1300mL 煮猪肾，待水煎成 700～800mL 时去猪肾，入诸药，慢火煮至 300 ～ 400mL 时停火，1 次服。

2. 苡米粥

薏苡仁 150g，薄荷（另包）15g，荆芥 15g（另包），豆豉 50g。功能健脾祛湿，散风除痹。治风湿阻络而一身尽痛，筋脉挛急，屈伸不利。

制法：将荆芥、薄荷、葱白、豆豉洗干净后，放入干净的锅内，加清水 1500mL，烧开后文火煎 10 分钟，滤汁去渣。将薏苡仁入锅内，加入药液，煮至薏苡仁开裂酥烂为度。（《神巧万全方》）

3. 生地粥

生地黄 25g，薏苡仁 75g。养阴生津。适用于阴虚痹患者。

制法：将生地黄切碎，用适量清水煮约半小时后取汁，复煎第 2 次。合并两次药液去渣，浓缩至 100mL 左右备用。将薏苡仁洗净，熬成粥，兑入生地黄煎液，加适量糖调味。（《饮膳正要》）

4. 食栗补肾方

生栗子 250g，猪肾 1 具，粳米 250g，陈皮 6g，花椒 10g，粒食盐 2g。功能健脾和胃，补肾强身。适用于寒湿痹腰腿疼痛者。

制法：将板栗阴干去皮待用。猪肾洗净，撕筋膜，剖开片去腰臊，切成小方块。陈皮洗净待用。粳米洗净，同猪肾、陈皮、花椒（布包）一起下入锅内，加入清水 2500mL，置火上徐徐煨熬成粥，挑出陈皮，加入食盐即成。分 2 ～ 3 次食用。（《对山医话》）

5. 归芪蒸鸡

黄芪 50g，当归 10g，嫩母鸡半只，绍酒 15g，味精 1.5g，胡椒粉 1.6g，食盐 1.5g，葱、姜适量。功能益气补血，散风祛湿。适用于产后气血虚痹。此方是当归补血汤加入温经通脉之绍酒，辛散祛风寒湿邪的葱、姜及调料组合而成。

制法：将鸡除内脏及爪洗净，再用开水焯去血水，捞在凉水内冲洗干净，沥净水分。当归、葱、姜洗净，姜切成大片，葱剖开切成长段。将当归、黄芪装入鸡腹内，腹部向上放于盘或大碗内，摆上葱、姜，注入清汤，加入盐、绍酒、胡椒粉。放在笼屉内蒸熟，去葱、姜，加入味精即成。（民

间验方）

6. 附片羊肉汤

羊肉 500g，附片 7.5g（布包），生姜 12.5g，葱 12.5g，胡椒 1.5g，食盐 2.5g。功能温经壮阳，散寒止痛。适用于产后寒痹及阳虚痹。

制法：①羊肉洗净入沸水内，加姜、葱各 6g 焯至断红色，捞出切成约 2.5cm 方块，入清水中浸去血水。②将附片装入纱布袋内扎口，姜洗净拍破，葱缠成团待用。③将砂锅内注入清水，置于火上，入葱、姜、胡椒、羊肉、附片（布包）入汤中，用武火煮沸约 30 分钟后，改用文火炖烂，去附片即成。（民间验方）

四、按摩疗法

根据痹病所发部位的不同，除选用上面每个证候中所介绍的穴位外，可根据病情的轻重缓急，在局部选择穴位进行治疗，或循本经经脉走向点穴治之，亦可依病发部位所属脏腑的表里关系，选择其所属经脉的穴位点按之。

在治疗中，要注意扶正培本，以增强机体的抗病能力。临床可酌情选择脾经、胃经、肾经、肝经、膀胱经的穴位，以培后天、充先天，提高机体防御功能。按摩有循经按摩、点穴按摩之别。一般产后体质较弱，采取循经按摩为宜，且手法不宜过重，以防对产后骨质疏松者引起不良反应。

在循经按摩中，以足太阳膀胱经为主，依经脉自上而下的循行方向及病发部位施以推、揉、搓、按等手法。在疼痛明显的部位，手法可稍重，用力要均匀，让指力、掌力达到患部一定深度，方有治疗作用。在四肢、脾经、胃经、三焦经、大肠经、肺经及肩背处，用力皆可稍重，但在胸背一定要力量适度，以防过重时伤及内脏。

五、外治法

1. 洗浴法

嘱患者稍事休息，测心事、血压、体温后，将药浴室预热并准备一次性用品（隔离罩、毛巾、拖鞋），遵医嘱调配药液加入热水，测试水温 40～42℃；扶持患者将全身浸泡在药水中，自行洗浴并按摩皮肤、肌肉、活动关节和疼痛部位，持续 40～50 分钟。水温降低时再适量加入热水，以皮肤潮红和微微汗出为度。洗浴过程中可适量饮水，注意询问有无不适；出浴时擦干全身皮肤，穿好衣服，注意保暖，休息 10～15 分钟，方可离开。

2. 贴敷法

（1）捉虎膏　独蒜汁、韭菜汁、葱汁、艾叶汁、姜汁各 120g，白酒 600mL。制法：上汁煎至沸，入麻油 120g，熬至滴水成珠，加松香、东丹搅匀成膏，用布摊贴。适用于产后伤风致手足麻木、骨节疼痛等症。(《洄溪秘方》)

（2）痛痹方　芥菜籽为末，鸡白调敷痛处。(《急救良方》)

（3）足膝冷痛方　生姜、生艾、生葱等分捣烂，烧酒炒，用布包，热熨痛处。适用于寒湿阻滞所致产后关节、肌肉疼痛者。(《赛金丹》)

3. 离子导入

选用方药应遵循辨证施治的原则，可设计为寒湿痹阻、湿热痹阻、痰瘀阻络等方剂，随证选用。如湿热痹阻证用忍冬藤、桑枝、黄柏、海桐皮、雷公藤、莪术、芒硝等组方效果较好。

参考文献

[1] 辛军，马晓能，李学军，等 . 逍遥散合黄芪桂枝五物汤治疗肝郁气滞产后痹随机平行对照研究 [J]. 实用中医内科杂志，2014，8（9）：14-15.

[2] 娄玉钤 . 中医风湿病学 [M]. 北京：人民卫生出版社，2010.

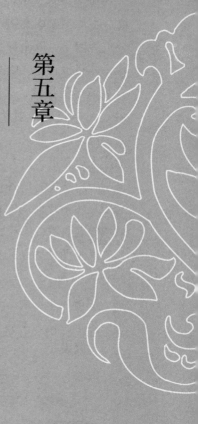

第五章

产后痹的西医治疗

关于产后痹，西医无与之对应的病名，无西医学的诊断标准，临床上主要根据其特定的发病人群、发病时间、诱因，并排除其他风湿性疾病如类风湿关节炎（RA）、脊柱关节病（SPA）、强直性脊柱炎（AS）等来诊断。本病是原因未明，以风、寒、湿环境因素及产后体虚、体力负荷为主要危险因子，以全身肌肉、关节疼痛、怕风怕冷、周身不适为主要临床表现，体格检查及实验室检查无异常所见的一种良性风湿性综合征。因其只有关节疼痛症状，无肿胀等炎性体征，缺乏实验室检查，如 ESR、CRP、RF、ANA 等及放射学改变，所以大多数医务工作者认为其"无病"或误认为"风湿性关节炎"，甚至是"类风湿关节炎"，导致对之不治或过度治疗，给广大患者带来很大痛苦。

产后痹患者的各项实验室检查均正常，无明确的组织损伤，西医没有文献显示治疗此病的有效药物和方法，临床以止痛药或激素治疗后，或无效或暂获收效，停药后易复发。

王玉明认为使用抗炎镇痛类药物、小剂量激素或理疗进行对症治疗，并补充锡剂、维生素等，可使患者部分症状得到一定的改善。对合并抑郁 / 焦虑较重的患者，联合抗抑郁 / 焦虑药可有一定疗效，但患者依从性差。陈琼等认为本病临床用止痛药或激素治疗后，或无效或暂获收效，停药后易复发。

参考文献

[1] 王玉明. 对产后痹的认识 [J]. 风湿病与关节炎，2012，1（1）：55-56.

[2] 陈琼，张婷婷，谭丽. 产后痹中医药治巧研究进展 [J]. 辽宁中医药大学学报，2012，14（2）：55-56.

第六章

产后痹的常用中药与方剂

第一节　常用中药

一、益气养血类

1. 生黄芪

【性味归经】甘，微温。入肺、脾经。

【功效】补气固表，利尿托毒，排脓，敛疮生肌。

【应用】

（1）用于治疗经络闭阻证。如风湿病由于气血虚弱，凝滞不通，出现肢体经络循行部位的疼痛或麻痹，《金匮要略》称为"血痹"。以黄芪桂枝五物汤治之。若疼痛症状较明显，则配桂枝、姜黄、当归等加强镇痛作用。依据"气行则血行，治风先治气"，主治周围神经麻痹、脑血管意外、中风后遗症时，须配伍桃仁、红花、川芎、地龙等活血搜风药，如《医林改错》的补阳还五汤，方内重用黄芪为主药。

（2）用于中气下陷所致的脱肛、子宫脱垂、崩漏等病症。

（3）用于慢性衰弱，中气不足。

（4）用于表虚自汗症。黄芪可益气固表，为固表主药，常配白术、防风，如玉屏风散；也可配牡蛎、浮小麦、麻黄根等药。

【用法用量】9 ～ 15g，水煎服。严重的痹病用量要大，可用至30 ～ 90g。

【古籍摘要】

《神农本草经》："主治痈疽，久败疮，排脓止痛……补虚。"

《本草汇言》："补肺健脾，实卫敛汗，驱风运毒之药也。"

《医学衷中参西录》："能补气，兼能升气，善治胸中大气（即宗气）……下陷。"

【现代研究】黄芪能促进机体代谢、抗疲劳，促进血清和肝脏蛋白质的更新；有明显的利尿作用，能消除实验性肾炎尿蛋白；能改善贫血动物血象；能升高低血糖，降低高血糖；能兴奋呼吸；能增强和调节机体免疫功能，对干扰素系统有促进作用，可提高机体的抗病能力；对流感病毒等多种病毒所致细胞病变有轻度抑制作用，对流感病毒感染小鼠有保护作用；有较广泛的抗菌作用；黄芪在细胞培养中，可使细胞数明显增多，细胞生长旺盛，寿命延长；能增强心肌收缩力，保护心血管系统，抗心律失常，扩张冠状动脉和外周血管，降低血压；能降低血小板黏附力，减少血栓形成；还有降血脂、抗衰老、抗缺氧、抗辐射、保肝等作用。

2. 白术

【性味归经】甘、苦，温。入脾、胃经。

【功效】健脾益气，燥湿利水，和胃止呕，止泻，止汗，安胎。

【应用】

（1）用于风湿病，如关节风湿症。《神农本草经》谓白术"主风寒湿痹"。常配伍威灵仙、防己、桑枝等药，取其健脾去湿和镇静止痛的作用。

（2）用于脾胃气虚，大便溏泄，饮食减少，脘腹虚胀，倦怠乏力，舌淡苔白，脉沉等。

（3）用于脾虚水肿，肢体浮肿，面色苍黄，食欲不振，大便稀烂，神倦肢冷，舌淡苔白，脉沉等。

（4）用于脾虚自汗，特别是小儿病后食欲不振，体弱自汗者。

【用法用量】3～12g，水煎服。

【现代研究】本品具有促进细胞免疫功能，有一定提升白细胞的作用，对肠管活动有双向调节作用，还有保肝、利胆、利尿、降血糖、抗血凝、抗菌、抗肿瘤等作用。白术挥发油有镇静作用。

3. 黄精

【性味归经】甘，微温。入肺、脾、胃经。

【功效】补脾润肺，生津止渴。

【应用】

（1）用于风湿痹痛、筋骨疼痛等症，热证、寒证均可应用。偏热者配伍络石藤、豨莶草等药；偏寒者配伍麻黄、防风等药；湿重者配伍苍术、薏苡仁等药。本品亦可与鸡血藤、白薇、老鹳草配伍，清热凉血止痛。

（2）用于病后体弱或慢性病消耗性营养不良，腰膝酸软，头晕眼干等，作为滋养强壮剂。

（3）用于阴虚肺燥，咳嗽痰少或干咳无痰等症。

【用法用量】10～15g，较大量可用 15～30g，水煎服。

【古籍摘要】

《日华子本草》："补五劳七伤，助筋骨，生肌，耐寒暑，益脾胃，润心肺。"

《本草纲目》："补诸虚……填精髓。"

【现代研究】本品具有促进淋巴细胞转化作用；具有显著的抗结核杆菌作用；对多种致病性真菌有抑制作用；对伤寒杆菌、金黄色葡萄球菌也有抑制作用；有增加冠脉流量及降压作用，并能降血脂及减轻冠状动脉粥样硬化程度；对肾上腺素引起的血糖过高呈显著抑制作用；还有抑制肾上腺皮质的作用和抗衰老作用。

4. 当归

【性味归经】甘、辛，温。入肝、心、脾经。

【功效】活血止痛，补血调经。

【应用】

（1）用于风湿痹痛、跌打损伤瘀痛、产后瘀滞腹痛、痈肿血滞疼痛等。大凡痛证皆气血瘀滞所致，血不行则作痛。当归具有良好的活血作用，临床应用较为广泛，各种瘀滞作痛皆可用之。如《医学衷中参西录》之活络效灵丹，即以当归为主药，配以丹参、乳香、没药，用于一切瘀滞所致疼痛，临床应用效果较佳。若治风湿痹痛，尤其是顽痹久痛入络者，当归常与虫类搜剔药如蜣螂、全蝎、穿山甲、地龙等配伍。若湿热而致的痹痛或疮疡作痛，亦可用当归与羌活、茵陈、苦参等配伍，如当归拈痛汤。若治跌打损伤瘀痛，可与红花、桃仁、落得打等配伍。若属产后瘀滞腹痛，可与桃仁、红花、益母草等配伍。若是痈肿血滞疼痛，可与金银花、连翘、牡丹皮、赤芍、蒲公英、皂刺等配伍。若属血虚寒凝所致的肢冷疼痛，可与桂枝、细辛、芍药配伍，如当归四逆汤。

（2）用于血虚月经不调。

（3）当归有润肠作用，若痹病患者兼便秘者，选用当归可一举两得。

【用法用量】9～12g，大剂量可用至30g，水煎服，亦可入丸剂及其他剂型。

【使用注意】

（1）当归性温，久服多服会造成虚火上炎。若出现咽痛、鼻孔灼热者，宜于方中加玄参、麦冬等清咽性凉之品。

（2）湿盛中满、脾胃阳虚而大便溏泄者不宜用。

【古籍摘要】

《神农本草经》："主咳逆上气，温疟寒热洗在皮肤中。妇人漏下绝子，诸恶疮疡，金疮。"

《日华子本草》："主治一切风，一切血，补一切劳，破恶血，养新血及主癥癖。"

《医学启源》："当归，气温味甘，能和血补血，尾破血，身和血。"

《本草纲目》："治头痛，心腹诸痛，润肠胃、筋骨、皮肤，治痈疽，排脓止痛，和血补血。"

《本草备要》："润燥滑肠。"

【现代研究】本品有免疫调节及抗炎镇痛作用。

（1）阿魏酸（APS）是当归发挥免疫作用的主要活性成分，对特异性免疫和非特异性免疫均有较强的促进作用。

（2）当归提取物具有镇痛、抗炎作用，能明显提高小鼠对热刺激致痛的痛阈，抑制小鼠对化学刺激致痛的扭体反应。

5. 白芍

【性味归经】苦、酸，微寒。入肝、脾、肺经。

【功效】养血调经，敛阴止汗，柔肝止痛，平抑肝阳。

【应用】

（1）用于肝旺脾弱、肝气郁结诸证。白芍能解痉而缓和肝气之"刚悍"，使之"柔和"而不引起疼痛，前人称这一作用为"柔肝"。有热者配柴胡清肝解郁，镇痛效果更好，方如四逆散、柴胡疏肝散、逍遥散等，常用来治关节风湿症中肝气郁结型、产后痹伴产后抑郁等。

（2）用于肝阴不足引起的眩晕、耳鸣等。前人称白芍为"养肝之主药"，广泛用于由肝阴不足引起的眩晕、耳鸣、眼花、肢体麻木、肌肉跳动、舌质淡、脉弦细或弦劲，血管炎、动脉炎等引起的高血压，肝阴不足、肝阳上亢所致头胀头痛、烦躁易怒等症。本品与石决明、钩藤、生地黄、女贞子等配伍，能敛阴而平抑肝阳。

（3）用于血不养筋引起的手足肌肉痉挛抽搐，尤其小腿腓肠肌痉挛，常配甘草同用，方如芍药甘草汤。有实验证明，白芍和甘草的有效成分配合后，有互相增强的协同作用，也可用来治疗风湿性多肌痛所致肌肉疼痛。

（4）用于营卫不和之周身不适，兼见自汗恶风。本品敛阴和营，与温通卫阳之桂枝相配，以协调营卫，方如桂枝汤。

（5）用于月经不调、崩漏见小腹不适或疼痛。

【用法用量】9～12g，水煎服。利尿需重用，大剂量可用至30～45g，但不宜长期大剂量服用。

【古籍摘要】

《神农本草经》："主邪气腹痛……止痛，利小便，益气。"

《本草求真》："赤芍药与白芍药主治略同，但白则有敛阴益营之力，赤则有散邪行血之意；白则能于土中泻木，赤则能于血中活滞。"

【现代研究】白芍有效成分主要是白芍总苷，具有止痛、抗炎、保肝及多途径抑制自身免疫反应等作用。

二、温阳散寒类

1. 桂枝

【性味归经】辛、甘，温。入心、肺、膀胱经。

【功效】发汗通肌，温通经脉，助阳化气。

【应用】

（1）用于治疗风湿痹痛，尤其肩臂肢节疼痛，如关节风湿症、产后痹等，取其有温经止痛作用。风寒较重者，多与麻黄、附子等配伍，方如桂枝附子汤。

（2）用于治疗外感风寒，周身疼痛不适者。桂枝发汗作用较和缓，常与生姜配伍，并在服药后喝热粥，以助其发汗，方如桂枝汤。

（3）用于治疗水湿停留所致的肢体水肿、痰饮。

【用法用量】3～10g，水煎服。

【使用注意】本品辛温助热，易伤阴动血，凡外感热病、阴虚火旺、血热妄行及产后大出血，均当忌用。孕妇及月经过多者慎用。

【古籍摘要】

《医学启源》："《主治秘诀》：去伤风头痛，开腠理，解表，去皮肤风湿。"

《本草经疏》："实表祛邪。主利肝肺气，头痛，风痹骨节疼痛。"

《本草备要》："温经通脉，发汗解肌。"

【现代研究】本品有解热镇痛、抗菌、抗病毒、抗过敏、镇静等作用，本品含挥发油，对 IgE 引起的肥大细胞脱颗粒具有抑制作用，并可使补体活性降低；具有抗过敏功能。

2. 附子

【性味归经】辛、甘，大热；有毒。入十二经。

【功效】回阳救逆，补火助阳，逐风寒湿邪。

【应用】

（1）用于阳虚体衰，尤其肾阳虚弱，命门火不足，下半身冷，腰膝酸软冷痛，小腹冷而有牵扯痛，小便次数多，脉细弱，常见于久患慢性病者，或年老体弱者。此时在补剂中宜加附子，收效更速。临床可配山萸肉、熟地黄，如附桂八味丸；或配杜仲、枸杞、怀山药等，方如右归饮。

（2）用于风寒湿痹，尤其寒气偏胜的风湿性关节炎，疼痛显著，遇寒即发，得温则解，并常伴畏寒、肢冷、苔白、脉弦细等，可用附子配桂枝，如《金匮要略》中的桂枝加附子汤。

（3）用于痰饮在肺而寒象较严重者，常觉背寒，并有虚寒喘咳。

（4）用于亡阳厥逆，肌肤冰冷，呼吸气微，脉微细或沉伏，即休克虚脱。

（5）用于寒证腹痛。

【用法用量】熟附片用量不宜过重，以免中毒。如作药引加强补药作用时，用 1.5～4.5g 便可；用于强心，温中散寒止痛，用 4.5～9g。救治虚脱休克，可用 18～20g，甚至 30g，但须由有经验的医生用药。又有些地区惯服附子的人，药用 30～90g（务须制透），这可能与个体对附子的耐受性不同有关，万万不能作为常规用量。总之，熟附片的常用量为 3～9g，水煎服。

【注意事项】孕妇及阴虚阳亢者忌用。反半夏、瓜蒌、贝母、白蔹、白及。生品外用、内服须炮制。若内服过量，或炮制、煎煮方法不当，可引起中毒。

【古籍摘要】

《神农本草经》："主风寒咳逆邪气，温中，金疮，破癥坚积聚，血瘕，寒湿踒躄，拘挛膝痛，不能行步。"

《本草汇言》："附子，回阳气，散阴寒，逐冷痰，通关节之猛药也。诸病真阳不足，虚火上升，咽喉不利，饮食不入，服寒药愈甚者，附子乃命门主药，能入其窟穴而招之，引火归原，则浮游之火自熄矣。凡属阳虚阴极之候，肺肾无热证者，服之有起死之殊功。"

《本草正义》："附子，本是辛温大热，其性善走，故为通十二经纯阳之要药，外则达皮毛而除表寒，里则达下元而温痼冷，彻内彻外，凡三焦经络，诸脏诸腑，果有真寒，无不可治。"

【现代研究】本品具有显著的强心作用，有抗心肌缺血缺氧作用，抗凝血作用，抗休克作用；有显著的抗炎作用，中枢镇痛作用，局部麻醉作用。对细胞免疫和体液免疫功能均有增强作用；有促进内分泌作用，但无雄性激素样作用；有促进蛋白质合成作用；有抗寒冷作用；抗氧化作用；兴奋肠道作用等。

附子、乌头中各种生物碱单体对急性炎症模型均呈抑制作用，仅有强度上的差异。附子煎剂口服对大鼠甲醛性及蛋清性关节肿呈明显消炎作用。

3. 肉桂

【性味归经】辛、甘，热。入脾、肾、心、肝经。

【功效】补火助阳，引火归原，散寒止痛，活血通经。

【应用】

（1）用于经脉寒凝之痹证。本品性热峻烈，散寒止痛力强，故治风寒湿痹中以寒邪偏胜之痛痹尤宜。治真寒腰痛，常以本品配附子、杜仲，如《罗氏会约医镜》桂附杜仲汤。治肝肾不足兼外感风寒湿的腰痛，本品常配独活、秦艽、杜仲、防风等，如《备急千金要方》独活寄生汤及《妇人良方》三痹汤。本品配伍当归、羌活、独活等，通治风寒湿痹周身疼痛，如《医学心悟》蠲痹汤。此外，《备急千金要方》载有以桂心配当归、蒲黄，研为细末，以酒送服，治跌打损伤，外伤瘀痛。

（2）用于下元虚衰，虚阳上浮。肉桂配附子可引火归原，再加沉香可纳气平喘，如《太平惠民和剂局方》黑锡丹。肉桂配黄连可交通上下，治心肾不交之怔忡失眠，如《韩氏医通》交泰丸。肉桂配干姜、甘草，可治下焦虚寒，虚阳上浮之喉痹喉痛，如《外科全生集》桂姜汤。

（3）用于不孕、不育。

（4）用于脘腹冷痛及寒疝腹痛。

【用法用量】1～4.5g，水煎服，宜后下或焗服。研末冲服，每次1～2g。外用适量，研末调敷或浸酒涂搽。

【使用注意】有出血倾向者及孕妇慎用；不宜与赤石脂同用。

【古籍摘要】

《神农本草经》："主上气咳逆结气，喉痹吐吸，利关节，补中益气。"

《汤液本草》："补命门不足，益火消阴。"

《本草求真》："大补命门相火，益阳治阴。凡沉寒痼冷、营卫风寒、阳虚自汗、腹中冷痛、咳逆结气、脾虚恶食、湿盛泄泻、血脉不通、胎衣不下、目赤肿痛，因寒因滞而得者，用此治无不效。"

【现代研究】本品具有镇痛、抗炎和免疫抑制作用，有扩张血管、促进血液循环、增强冠脉及脑血流量、使血管阻力下降等作用。

4. 干姜

【性味归经】辛，温。入心、肺、脾、胃经。

【功效】温中散寒，回阳通脉，燥湿消痰。

【应用】

（1）用于寒湿痹痛，前人认为"干姜能走能守""干姜无附子不热"，而附子得干姜其毒性亦稍减。现代临床有不少方剂常配入干姜治疗寒湿痹痛，如桂枝加附子汤，可酌情把生姜改为干姜，应用于寒湿偏胜的风湿性关节炎。

（2）用于崩漏、吐血、便血而证属虚寒者。

（3）用于痰饮证。

（4）用于亡阳证。

【用法用量】3～9g，稍大量可用 12～15g，水煎服。

【注意事项】

（1）阴虚内热而咽喉疼痛，或多汗者，均不宜用干姜。孕妇慎用。

（2）干姜对胃有刺激，故入补剂时常配甘草、大枣以缓和其刺激性。

【古籍摘要】

《神农本草经》："主胸满咳逆上气，温中，止血，出汗，逐风湿痹，肠澼下痢。生者尤良。"

《珍珠囊》："干姜其用有四：通心阳，一也；去脏腑沉寒痼冷，二也；发诸经之寒气，三也；治感寒腹痛，四也。"

《本草求真》："干姜，大热无毒，守而不走，凡胃中虚冷，元阳欲绝，合以附子同投，则能回阳立效，故书有附子无姜不热之句。"

【现代研究】本品具有镇静、镇痛、抗炎、止呕及短暂升高血压的作用。

三、补益肝肾类

1. 地黄

【性味归经】生地黄：甘，寒。入心、肝、肾经。熟地黄：甘、微温。入肝、肾经。

【功效】生地黄：清热凉血，养阴，生津。熟地黄：滋阴补血，益精填髓。

【应用】

（1）用于肝肾亏虚引起的腰腿痹痛、筋骨痿软等。《景岳全书·腰痛》认为"腰痛之虚，十居八九"，而地黄长于补肾，故临床上常以之与杜仲、牛膝、桑寄生、狗脊等药合用，治疗腰膝酸软疼痛，其痛隐隐，喜揉喜按者。若腰痛遇风寒湿而加重者，可加防风、秦艽、细辛、肉桂等，如《备急千金要方》独活寄生汤，又如《妇人良方》三痹汤。肾虚腰痛的恢复期，可以六味地黄丸或肾气丸巩固疗效。治腰膝酸软，筋骨痿软，以地黄与龟甲、黄柏等滋阴降火药同用，如《丹溪心法》虎潜丸。上述各法，其生地黄或熟地黄的选用，依辨证而异。若患者大便稀、畏寒甚者，宜以熟地黄入方；若咽干便秘者，则宜选用生地黄。

（2）用于津伤口渴，内热消渴，肠燥便秘。治疗干燥综合征，证属肝肾阴虚型者，临床上常以生地黄入杞菊地黄丸加味，以养肝滋肾，润燥明目，生津止渴。治疗各种内热烦渴，常与葛根、天花粉、五味子、沙参、麦冬、玉竹等合用。治疗热盛津亏，肠燥便秘，常以生地黄与玄参、麦冬同用，如《温病条辨》增液汤。

（3）用于阴虚内热，骨蒸劳热。治疗阴虚内热，生地黄常与地骨皮并用，如两地汤；或与知母、黄柏同用，如知柏地黄丸。治阴虚盗汗，可以生、熟地黄并用，再加当归、黄芩、黄连、黄柏，即《兰室秘藏》当归六黄汤。治劳热燥咳，可以生地黄加人参、茯苓、白蜜等，如《洪氏集验方》琼玉膏。

（4）用于热入营血，斑疹吐衄。治疗外感热病引起的壮热神昏、口干

71

舌绛，可以生地黄与玄参、金银花、黄连、连翘等同用，如《温病条辨》清营汤；如属余热未尽，或内伤虚热，可以生地黄与鳖甲、青蒿、知母等同用，如青蒿鳖甲汤；若见热毒斑疹，常以生地黄与牡丹皮、赤芍、水牛角等配伍。治疗血热妄行，热灼血络所致吐血、衄血、咯血等，常以生地黄、生侧柏叶、生荷叶、生艾叶共用，即《妇人良方》四生丸。此外，治肺损吐血不止，又与鹿角胶同用，如《圣济总录》地黄饮。现代治上消化道出血，常以生地黄、川大黄同用，《太平圣惠方》亦载此方治吐血经日不止。

（5）用于血虚诸证。若气血两虚者，可于四物汤内加入人参、黄芪，即《兰室秘藏》圣愈汤；或与四君子汤合方组成八珍汤，或再加桂枝、黄芪为十全大补汤，此宜于疮疡溃后、大病初愈，或妇女产后、经期后，气血亏虚引起的心烦失眠、身腹虚痛等症状。

【用法用量】10～15g，水煎服，或作丸、散、膏、酒剂。

【使用注意】脾虚湿滞之腹满便溏者慎用。

【古籍摘要】

《神农本草经》："主折跌绝筋，伤中，逐血痹，填骨髓，长肌肉，作汤除寒热积聚，除痹。生者尤良。"

《珍珠囊》："凉血，生血，补肾水真阴。"

《本经逢原》："干地黄，内专凉血滋阴，外润皮肤荣泽，病人虚而有热者宜加用之。戴元礼曰：阴微阳盛，相火炽强，来乘阴位，日渐煎熬，阴虚火旺之症，宜生地黄以滋阴退阳。浙产者，专于凉血润燥，病人元气本亏，因热邪闭结，而舌干焦黑，大小便秘，不胜攻下者，用此于清热药中，通其秘结最佳，以其有润燥之功，而无滋腻之患也。"

【现代研究】生地黄主要含甾醇类和多糖类成分，具有调节免疫功能的作用；生地甾体类成分，对肾上腺皮质束状带、网状带的萎缩有保护作用。同时，生地黄具有抗炎和降温作用。

熟地黄有免疫调剂作用，能促进巨噬细胞的吞噬功能，地黄多糖 B 能明显提高正常小 T 细胞的增殖反应能力，促进 IL-2 的分泌。同时，熟地黄能抑制体液免疫。此外，熟地黄对肾上腺皮质功能和性腺功能均有促进作用，并能刺激骨髓，加速造血干细胞增殖、分化，具有显著的生血作用。

2. 巴戟天

【性味归经】辛、甘，微温。入肾经。

【功效】祛风散寒除湿，补肾助阳。

【应用】

（1）用于寒湿痹痛。巴戟天能温肾阳、散寒湿，故能治疗痹痛属寒湿所致者，常配伍狗脊、附片、桂枝等药。

（2）用于肾阳虚证。

【使用注意】本品辛温，所治痹证属寒湿所致者，若属湿热下注、足膝红肿热痛等症则忌用。

【用法用量】9 ～ 15g，水煎服。

【古籍摘要】

《神农本草经》："主大风邪气，阳痿不起，强筋骨，安五脏，补中，增志，益气。"

《本草纲目》："治脚气，去风疾，补血海。"

《本草备要》："补肾益精，治五劳七伤，辛温散风湿，治风湿脚气水肿。"

【现代研究】本品水煎剂及乙醇提取物有明显的促肾上腺皮质激素样作用。

3. 杜仲

【性味归经】甘、辛，温。入肾、肝经。

【功效】补肝肾，强筋骨，安胎。

【应用】

（1）用于腰膝酸痛。杜仲是治疗腰膝酸痛的常用药。因肝主筋、肾主骨，肾充则骨强，肝充则筋健。杜仲可补肝肾、强筋骨，凡风湿痹痛、肝肾不足之腰膝酸痛者用之最为适宜，常与续断、补骨脂、狗脊、淫羊藿等配伍。因其性温，温能除湿散寒，对寒湿所致之腰痛，亦属常用之品，可与独活、桂枝、秦艽等配伍。

（2）用于肾虚阳痿，小便频数。

（3）用于孕妇体虚，胎元不固。

（4）降血压。

【用法用量】6～15g，单味药应用可达30g，水煎服。

【古籍摘要】

《神农本草经》："主腰脊痛，补中，益精气，坚筋骨，强志，除阴下痒湿，小便余沥。久服轻身耐老。"

《名医别录》："治脚中酸痛，不欲践地。"

《本草正》："暖子宫，安胎气。"

【现代研究】本品具有对抗氢化可的松的免疫抑制作用，具有调节细胞免疫平衡的功能。水煎剂对家兔和狗都有明显的降压作用，对抗垂体后叶素对离体子宫的作用，显著抑制大白鼠离体子宫自主收缩的作用。

4. 续断

【性味归经】苦、辛，微温。入肝、肾经。

【功效】补肝肾，强筋骨，止血安胎，疗伤续折。

【应用】

（1）用于腰膝酸痛、筋骨折伤等。本品有补养肝肾而强健筋骨，活血通利血脉、消肿止痛之效。治疗肝肾不足，腰痛膝软，风湿痹痛，以及跌扑损伤、骨折、肿痛等，常与杜仲、牛膝、补骨脂等配伍，如《扶寿精方》续断丸；治风寒湿痹，筋挛骨痛，常与萆薢、防风、牛膝等同用，如《太平惠民和剂局方》续断丸；治跌扑损伤，善理血脉伤损，接续筋骨断折，故名续断，为外科常用药物，常与骨碎补、自然铜等同用。

（2）用于崩漏及妊娠胎动不安。

【用法用量】6～12g，水煎服。风湿热痹者忌服。

【古籍摘要】

《神农本草经》："主伤寒，补不足，金疮痈伤，折跌，续筋骨，妇人乳难。"

《名医别录》:"妇人崩中漏血,金疮血内漏,止痛生肌肉,及腕伤恶血腰痛,关节缓急。"

《本草经疏》:"为治胎产、续绝伤、补不足、疗金疮、理腰肾之要药也。"

【现代研究】本品具有抗维生素E缺乏症的作用,对疮疡有排脓、止血、镇痛、促进组织再生作用,可促进去卵巢小鼠子宫的生长发育。

5. 补骨脂

【性味归经】辛、苦,温。入肾、脾经。

【功效】温肾助阳,纳气,止泻。

【应用】

(1)用于肾阳虚腰痛。《经验后方》单用本品为末,温酒下,治腰痛。本品常与胡桃仁同用,如《伤寒保命集》通气散,治妊娠腰痛,痛不可忍;又如《医方集解》唐郑相国方,主治虚寒喘嗽,腰脚酸痛。《太平惠民和剂局方》以上方加杜仲、大蒜名青娥丸,治疗风冷乘于肾虚,腰痛如折。此外,本品亦常与小茴香同用,可收温肾散寒之效,如《圣济总录》补骨脂散,治疗梦遗失精之腰痛。当代经验方中,如汤承祖自拟的益肾坚骨汤,以本品配伍黄芪、菟丝子、狗脊、川断、川芎、鸡血藤、葛根,治疗椎骨增生、上肢麻痛、脊柱活动欠利;又如焦树德以桂枝芍药知母汤合《局方》虎骨散,化裁为补肾祛寒治尪汤,治疗类风湿关节炎、强直性脊柱炎等,其中补骨脂即列为首药。

(2)用于肾气虚冷诸证,治遗精、滑泄、阳痿、不育等症。

(3)用于肾不纳气的虚喘。

【用法用量】6～9g,水煎服,或入丸、散剂。外用20%～30%酊剂涂患处,或研末调敷。

【古籍摘要】

《药性论》:"治男子腰疼膝冷囊湿,逐诸冷顽痹,止小便利,腹中冷。"

《开宝本草》:"治五劳七伤,风虚冷,骨髓伤败,肾冷精流及妇人血气堕胎。"

《本草经疏》："补骨脂，能暖水脏，阴中生阳，壮火益土之要药也。"

【现代研究】本品对由组胺引起的气管收缩有明显扩张作用，补骨脂酚有雌激素样作用，能增强阴道角化，增加子宫重量。本品通过调节神经和血液系统，促进骨髓造血，增强免疫和内分泌功能，从而发挥抗衰老作用。

6. 知母

【性味归经】苦、甘，寒。入肺、胃、肾经。

【功效】清热泻火，生津润燥；滋阴降火，润燥滑肠。

【应用】

（1）用于肢体痹痛，证属阴血亏虚者。知母善于滋阴，可与黄柏、龟甲、熟地黄、陈皮等同用，治疗肝肾阴虚或经血亏虚引起的痿痹，如《丹溪心法》虎潜丸；或与杜仲、龟甲、枸杞等同用，治肾虚精亏腰疼，如《医学入门》杜仲丸。若与黄柏、当归、仙茅、淫羊藿同用，即二仙汤，可治更年期关节炎，特征为周身游走性疼痛而伴有自主神经功能紊乱者。此外，本品常用于风寒痹痛方中作为反佐，以防祛风湿药温燥伤阳，常与桂枝、麻黄、肉桂、姜同用，如《金匮要略》桂枝芍药知母汤，治遍身关节疼痛，身体羸瘦，独足肿大，寒甚欲吐者；又如《外科全生集》阳和汤，治鹤膝风、贴骨疽、脱疽、痰核、流注等。或以白虎汤加桂枝，治温疟兼骨节疼痛者。当代名医焦树德在治疗类风湿关节炎、强直性脊柱炎等病导致的骨损害时，对从阳化热者，常以知母、酒浸黄柏、生地黄入方，如补肾清热治尪汤。

（2）用于阴虚消渴。

（3）用于热病烦渴。

（4）用于阴虚发热，骨蒸劳热，遗精盗汗。

【用法用量】6～12g，水煎服。

【古籍摘要】

《神农本草经》："主消渴热中，除邪气，肢体浮肿，下水，补不足益气。"

《用药法象》："泻无根之肾火，疗有汗之骨蒸，止虚劳之热，滋化源之阴。"

《本草纲目》："知母之辛苦寒凉，下则润肾燥而滋阴，上则清肺金而泻火，乃二经气分药也。"

【现代研究】本品可增强体液免疫和细胞免疫功能，对非特异性免疫无明显作用。

7. 桑寄生

【性味归经】苦、甘，平。入肝、肾经。

【功效】祛风湿，补肝肾，强筋骨，安胎元。

【应用】桑寄生甘平，不寒不热，其质偏润，既能祛风除湿，通调血脉，又能益血补肝肾，故对肝肾不足，营血亏虚，风湿痹痛，或痹痛日久，伤及精血，筋骨失其荣养所致筋骨痿弱无力、腰膝酸软等尤为适宜。本品益精养血而有固冲任、安胎元之效，常用于肝肾不足、冲任不固所致的胎动不安、胎漏下血以及妊娠腰痛等。

（1）桑寄生配秦艽：桑寄生祛风湿，补肝肾，强筋骨；秦艽祛风湿，通络止痛。二者伍用，有祛风除湿、补益肝肾、疗痹止痛之功，适用于肝肾不足或风寒湿痹所致的腰膝软弱、筋骨疼痛等。

（2）桑寄生配天麻：桑寄生调补肝肾，益精养血；天麻平抑肝阳。两药相配，能益阴潜阳，适用于肝肾阴虚、肝阳上亢所致的头晕头痛等。

（3）桑寄生配牛膝：二药均有补益肝肾、强筋健骨的作用。桑寄生养血而祛风除湿疗痹；牛膝活血行瘀，壮筋骨而起痿废。二者合用，补肝肾、强筋骨、活血通络，适用于肝肾亏虚、血虚血滞之腰膝酸软、两足无力、肌肤麻木不仁等。

（4）桑寄生配当归：桑寄生补肝肾，养血安胎而除风湿；当归补血和血，血足可以养胎。二者合用，为养血安胎之常用配伍，用于血虚之胎动不安。此外，二者亦适用于风湿痹痛。

（5）桑寄生配阿胶：桑寄生调补肝肾，养血安胎；阿胶滋阴止血，养血安胎。两药相配，养血安胎止血功效益佳，适用于血虚胎动不安、漏血不止。

【用法用量】9～15g。

【古籍摘要】

《神农本草经》："主腰痛，小儿背强，痈肿，安胎，充肌肤，坚发齿，长须眉。"

《药性论》："能令胎牢固，主怀妊漏血不止。"

《本草求真》："桑寄生，号为补肾补血要剂。缘肾主骨，发主血，苦入肾，肾得补则筋骨有力，不致痿痹而酸痛矣。甘补血，血得补则发受其灌荫而不枯脱落矣。故凡内而腰痛、筋骨笃疾、胎堕，外而金疮、肌肤风湿，何一不借此以为主治乎。"

【现代研究】

（1）镇痛、抗炎作用：桑寄生水煎液对醋酸引起的小鼠扭体反应、DNFB（二硝基氟苯）所致小鼠耳皮肤迟发型超敏反应有抑制作用。桑寄生醇提物在体内外均显示对肥大细胞的脱颗粒反应有抑制作用；口服亦抑制组胺的释放，抑制率达85%。

（2）心血管保护作用：桑寄生具有防颤作用，可降低甘油三酯、总胆固醇，且可提高超氧化物歧化酶活性，降低血清过氧化脂质含量，保护生物膜，对动脉粥样硬化有防治作用。此外，桑寄生通过调节血清激素水平、血管活性物质的释放及碱性成纤维细胞生长因子的含量，起到保护中小动脉内皮细胞、逆转平滑肌细胞增殖、抗动脉粥样硬化的作用。桑寄生对高血压所致的心、脑、肾病变有防治作用。

（3）抗肿瘤作用：桑寄生有体外抑瘤活性。

附：槲寄生

性味苦，平。归肝、肾经。功能祛风湿，补肝肾，强筋骨，安胎元。用于风湿痹痛，腰膝酸软，筋骨无力，崩漏经多，妊娠漏血，胎动不安，头晕目眩。用量9～15g。

槲寄生有提高机体免疫功能、增加冠脉血流量、抗心律失常、降血压、抗氧化延缓衰老及抗肿瘤作用。

四、活血行气类

1. 苏木

【性味归经】甘、咸、辛，平。入心、肝经。

【功效】行血祛瘀，消肿止痛。

【应用】

（1）用于风湿痹痛。治疗肢体痹痛，筋急拘挛者，尤其有瘀血证者宜之。本品配伍当归、黄芪、丹参、泽兰、赤芍、杜仲、狗脊、鹿角片、地龙、苏木，以通督活血、补肝益肾，治疗退行性腰椎管狭窄症。

（2）用于各种原因所致的瘀血肿痛，骨折筋损。苏木为伤科常用药，常配乳香、没药、自然铜等，如八厘散（《医宗金鉴》）；亦可以单用苏木为末，酒调服下，如《圣济总录》独圣散。

（3）用于妇科产后病。

（4）用于闭经、痛经、月经不调。

【用法用量】3～10g，水煎服；或研末以酒调服。外用适量。

【使用注意】孕妇慎用。

【古籍摘要】

《新修本草》："主破血，产后血胀闷欲死者。"

《日华子本草》："治妇人血气心腹痛，月候不调及褥劳，排脓止痛，消痈肿扑损瘀血。"

《本草纲目》："苏方木乃三阴经血分药，少用则和血，多用则破血。"

【现代研究】本品有镇静、催眠、抗炎、免疫抑制作用，有抗士的宁惊厥的作用。

2. 红花

【性味归经】辛，温。入心、肝经。

【功效】活血通经，祛瘀止痛。

【应用】

（1）用于风湿痹痛。风湿病中有明显瘀滞现象者，并且为血瘀寒滞者，可用红花活血温散抗炎，常与威灵仙、络石藤、海桐皮等同用。

（2）用于胸痹心痛，血瘀腹痛，胁痛。

（3）用于跌打损伤，瘀滞肿痛。红花能通经活血、消肿止痛，常与木香、苏木、乳香、没药等同用，以治疗跌打损伤，瘀滞肿痛；红花油涂擦患处可消肿止痛。

（4）用于热病入营血之斑疹色暗。

（5）用于瘀滞经闭、痛经，产后瘀滞腹痛。

【用法用量】3～10g，水煎服。外用适量。

【使用注意】孕妇忌用。有出血倾向者慎用。

【古籍摘要】

《新修本草》："治口噤不语，血结，产后诸疾。"

《本草衍义补遗》："红花，破留血，养血。多用则破血，少用则养血。"

《本草汇言》："红花，破血、行血、和血、调血之药也。"

3. 鸡血藤

【性味归经】苦，温。入肝、肾经。

【功效】补血行血，通经络，强筋骨。

【应用】

（1）用于风湿痹痛，肢体麻木，腰膝酸痛。平素气血虚弱，患有慢性风湿性关节炎等病的老人和妇女尤宜，多配伍补血药和祛风湿药，如桑椹子、乌豆衣等，或配半枫荷、寄生、防己、海风藤等药，方如《中药大全》的鸡矢藤汤。若是老人手足痿弱、麻木、瘫痪、眩晕，属于血脉瘀滞之类中风者，如脑血管意外所致的肢体瘫痪，可在病情稳定期用鸡血藤调气补血、行滞活络，常配桑椹子、丹参、杜仲、山萸肉等药。

（2）用于月经不调，经闭腹痛，由于血虚引起者较适宜。

（3）用于再生障碍性贫血。

【用法用量】15～60g，水煎服；亦可浸酒服。

【古籍摘要】

《本草纲目拾遗》："其藤最活血，暖腰膝，已风瘫。""壮筋骨，已酸痛，和酒服……治老人气血虚弱，手足麻木，瘫痪等证；男子虚损，不能生育及遗精白浊……妇人经血不调，赤白带下；妇人干血劳及子宫虚冷不受胎。"

《饮片新参》："去瘀血，生新血，流利经脉。治暑痧，风血痹症。"

【现代研究】本品对血小板聚集有明显抑制作用；水煎剂可降低动物胆固醇，明显对抗动脉粥样硬化病变；水提物及酊剂有明显的抗炎作用，并对免疫系统有双向调节功能；酊剂有一定的镇静催眠作用；注射液或灌胃对小鼠有明显的抗早孕作用。

4. 土鳖虫

【性味归经】咸，寒；有毒。入心、肝、脾经。

【功效】逐瘀，破积，通络，理伤。

【应用】

（1）适用于癥瘕积聚、跌扑损伤、风湿筋骨痛等，尤对脉管炎、肿瘤及跌打肿痛、关节畸形等疾病有较好疗效。叶天士早就注意到虫类药物的活血作用，认为虫类迅速飞达，其药功善，其有使"血无凝者，气可流通"之功用。

（2）用于久痹顽痹。本品活血疗伤，续筋接骨，为伤科常用药，治骨折伤痛，配自然铜、骨碎补、乳香等祛瘀接骨止痛，如《杂病源流犀烛》接骨紫金丹；亦可单味研末调敷，如外敷接骨散，或研末黄酒冲服。骨折伤筋后筋骨软弱，常配续断、杜仲等壮筋续骨，达到促进骨折愈合和强筋骨的目的，如《伤科大成》壮筋续骨丸。

（3）用于妇女瘀血经闭或产后腹痛。

【用法用量】3～9g，水煎服。1～1.5g研末服，以黄酒送服为佳；或入丸、散。

【使用注意】年老体弱及月经期者慎服，孕妇禁服。

【古籍摘要】

《神农本草经》："主心腹寒热洗洗，血积癥瘕，破坚，下血闭。"

《本草纲目》："折伤瘀血，重舌，木舌，小儿腹痛夜啼。"

《本草经疏》:"治跌打扑损,续筋骨有奇效。乃厥阴经药也。咸能入血,故主心腹血积癥瘕血闭诸证,和血而营已通畅,寒热自除,经脉调匀……又治疟母为必用之药。"

【现代研究】本品有抗血栓形成和溶解血栓的作用,可抑制血小板聚集和黏附率,减少聚集数,可提高心肌和脑对缺血的耐受力,并降低心、脑组织的耗氧量;水煎液具有调节血脂作用,能延缓动脉粥样硬化的形成;提取物可抑制 D- 半乳糖所致的肝损害而有保肝作用。

5. 赤芍

【性味归经】苦,微寒。入肝经。

【功效】散瘀止痛,清热凉血。

【应用】

(1)用于各种痹痛。治疗各种血瘀型的痹痛,痛有定处,疼痛夜甚,患处红肿,而舌质瘀红者,本品常与桃仁、红花、当归、川芎、乳香、没药、五灵脂等同用,如身痛逐瘀汤(《医林改错》)。治疗毒热痹,如类风湿血管炎,本品常与金银花、牛膝、当归、生地黄、玄参等同用,如四妙勇安汤(《验方新编》)。

(2)用于各种血瘀疼痛。治疗跌打损伤所致的筋骨肌肉瘀血肿痛,常配乳香、没药、血竭、䗪虫等药。治疗痈肿疮毒红肿热痛,常与金银花、连翘、栀子等清热解毒药合用。治疗血热瘀滞,闭经痛经,常与益母草、丹参、泽兰等同用。治疗血瘀癥瘕,可与桂枝、茯苓、牡丹皮、桃仁同用,即《金匮要略》桂枝茯苓丸。《医林改错》则将赤芍用于桃红四物汤中为基础,配伍四逆散及桔梗、牛膝为血府逐瘀汤,主治胸中血瘀证;配伍延胡索、肉桂、蒲黄、五灵脂等为少腹逐瘀汤,主治少腹瘀血疼痛;配伍秦艽、羌活、没药、五灵脂、香附、牛膝、地龙等,为身痛逐瘀汤,主治血瘀痹阻于经络而致的肢体痹痛或关节疼痛等。

(3)用于外感温热病,斑疹不透。本品能清热凉血散瘀,可配生地黄、牡丹皮等同用,治温邪入营,发热舌绛、斑疹紫暗等症,如《备急千金要方》犀角地黄汤;又可配紫草、蝉蜕、甘草、木通等药,治血热毒盛而致斑疹不畅、色不红活等，如《张氏医通》紫草快斑汤。

【用法用量】6～12g，水煎服；或入丸、散。

【古籍摘要】

《神农本草经》："主邪气腹痛，除血痹，破坚积，寒热疝瘕，止痛，利小便。"

《本草求真》："赤芍与白芍主治略同，但白则有敛阴益营之力，赤则止有散邪行血之意；白则能于土中泻木，赤则能于血中活滞。故凡腹痛坚积，血痕疝痹，经闭目赤，因于积热而成者，用此则能凉血逐瘀，与白芍主补无泻，大相远耳。"

【现代研究】本品有扩张冠状动脉、抑制血小板聚集、抗惊厥、解痉作用。

6. 川芎

【性味归经】辛，温。入肝、胆、心包经。

【功效】祛风止痛，活血行气。

【应用】

（1）用于风湿痹痛、筋挛缓急等症。《神农本草经》认为川芎"主中风入脑，头痛，寒痹，筋挛缓急"。川芎辛散温通，能祛风通络止痛，可止风湿痹痛，常配独活、秦艽、防风、桂枝等药同用，如《备急千金要方》独活寄生汤。

（2）用于头痛。

（3）用于血瘀气滞诸痛证。

（4）用于多种妇科疾病。

【用法用量】水煎服，3～9g。

【古籍摘要】

《神农本草经》："主中风入脑头痛、寒痹，筋脉缓急，金疮，妇人血闭无子。"

《本草汇言》："芎，上行头目，下调经水，中开郁结，血中气药。尝为当归所使，非第治血有功，而治气亦神验也……味辛性阳，气善走窜而无阴凝黏滞之态，虽入血分，又能去一切风，调一切气。"

《本草新编》："川芎……血闭者能通，外感者能散，疗头风其神，止金疮疼痛。此药可君可臣，又可为佐使，但不可单用……倘单用一味以补血，则血动反有散失之忧。若单用一味以止痛，则痛止转有暴亡之虑。"

【现代研究】本品所含主要成分川芎嗪能扩张冠状动脉，增加冠状动脉血流量，改善心肌的血氧供应，并降低心肌的耗氧量；川芎嗪可扩张脑血管，降低血管阻力，显著增加脑及肢体血流量，改善微循环；能降低血小板表面活性，抑制血小板凝集，预防血栓的形成。本品所含阿魏酸的中性成分小剂量促进、大剂量抑制子宫平滑肌。本品水煎剂对动物中枢神经系统有镇静作用，并有明显而持久的降压作用；可加速骨折局部血肿的吸收，促进骨痂形成；有抗维生素 E 缺乏作用；能抑制多种杆菌；有抗组胺和利胆作用。

7. 乳香

【性味归经】辛、苦，温。入肝、心、脾经。

【功效】活血行气止痛，消肿生肌。

【应用】

（1）用于风湿痹痛，跌打损伤。本品辛香发散走窜，味苦涌泄，既入血分，又入气分，能行血中气滞、化瘀止痛，内能宣通脏腑气血，外能透达经络，可用于一切气滞血瘀之痛证；祛风活血，通络伸筋，既可内服，又可外敷。治疗风湿滞留关节，肢体疼痛，筋脉拘挛，可与羌活、防风、秦艽等祛风湿药同用，也可于外敷药中加入本品以止痛、舒筋。治疗跌打损伤，常与没药、血竭、麝香、冰片等为末内服，如《良方集腋》七厘散。若血瘀肿痛，而无出血者，可以乳香、没药，配伍䗪虫、苏木等，以水酒各半煎服，如《伤科大成》活血止痛汤。

（2）外用可以乳香煎油外搽，治疮口溃烂；或与松脂、白蜡、白胶香、杏仁油，制成膏药，治恶疮、打扑、走注疼痛，即《外科精义》乳香膏。治风寒湿痹，肢体麻木疼痛，常与羌活、防风、秦艽、当归等同用，如《医学心悟》蠲痹汤。

【用法用量】水煎服，3～10g，宜炒去油用。外用适量，生用或炒用，研末外敷。胃弱者慎用，孕妇及无瘀滞者忌用。

【古籍摘要】

《名医别录》："疗风水毒肿，去恶气。""疗风瘾疹痒毒。"

《本草纲目》："消痈疽诸毒，托里护心，活血定痛，治妇人难产，折伤。""乳香香窜，能入心经，活血定痛，故为痈疽疮疡、心腹痛要药……产科诸方多用之，亦取其活血之功耳。"

《本草汇言》："乳香，活血祛风，舒筋止痛之药也……又跌仆斗打，折伤筋骨，又产后气血攻刺，心腹疼痛，恒用此，咸取其香辛走散，散血排脓，通气化滞为专功也。"

【现代研究】本品具有镇痛、消炎、升高白细胞的作用，并能加速炎症渗出排泄，促进伤口愈合。其所含蒎烯有祛痰作用。乳香能明显减轻阿司匹林、保泰松、利血平所致胃黏膜损伤及应激性黏膜损伤，降低幽门结扎性溃疡指数及胃液游离酸度。

8. 没药

【性味归经】苦、辛，平。入心、肝、脾经。

【功效】活血止痛，消肿生肌。

【应用】用于瘀血肿痛，骨折筋损，肢体痹痛。本品能活血化瘀，消肿止痛，内服外用皆宜。常与乳香相须为用，通称乳没，可加米粉炒黄，制成膏药摊贴；或加桃仁、赤芍、自然铜等为丸内服，如《证治准绳》没药丸。乳没加当归、丹参，治气血郁滞，肢体疼痛有奇效，如《医学衷中参西录》活络效灵丹；若加自然铜、三七等，可活血疗伤，利于骨折愈合。《奇效良方》治金刃所伤未透膜者，用童便、酒各半送服乳没。治疗瘀血痹病风湿，如《医林改错》身痛逐瘀汤，由羌活、秦艽、五灵脂、桃仁、红花、地龙、没药、川芎、当归、香附、牛膝等组成。

【用法用量】3～10g，水煎服；或入丸、散剂；内服宜制过用。外用适量，生用或炒用，研末调敷或外搽。

【古籍摘要】

《医学入门》："此药推陈出新，故能破宿血，消肿止痛，为疮家奇药也。"

《本草纲目》："散血消肿，定痛生肌。""乳香活血，没药散血，皆能止痛消肿生肌，故二药每每相兼而用。"

《医学衷中参西录》："乳香、没药，二药并用，为宣通脏腑，流通经络之要药，故凡心胃胁腹肢体关节诸疼痛皆能治之。又善治女子行经腹疼，产后瘀血作痛，月事不能时下。其通气活血之力，又善治风寒湿痹，周身麻木，四肢不遂及一切疮疡肿疼，或其疮硬不疼。外用为粉以敷疮疡，能解毒消肿，生肌止痛。虽为开通之药，不至耗伤气血，诚良药也。"

【现代研究】没药对离体子宫先呈短暂兴奋作用，后呈抑制作用；含油脂部分具有降脂、防止动脉内膜粥样斑块形成的作用；水浸剂对多种真菌有抑制作用；有局部刺激作用，能促进肠蠕动。

9. 地龙

【性味归经】咸，寒。入肝、脾、膀胱经。

【功效】清热定惊，通络，平喘，利尿。

【应用】用于痹病风湿。地龙善于通络止痛，适用于多种原因导致的经络阻滞、血脉不畅、肢节不利。其性寒清热，尤宜于关节红肿疼痛、屈伸不利之热痹，常与防己、秦艽、忍冬藤、桑枝等除湿热、通经络药物配伍。本品配桃仁、红花、没药、秦艽、羌活等，治疗疼痛如针刺固定不移之瘀血痹病，如《医林改错》身痛逐瘀汤。若用治风寒湿痹，肢体关节麻木、疼痛、屈伸不利等症，则应与川乌、草乌、南星、乳香等祛风散寒、通络止痛药配伍，如《太平惠民和剂局方》小活络丹。

【使用注意】本品为动物蛋白质，过敏性体质者慎用。

【用法用量】水煎服，4.5～9g，鲜品 10～20g。研末吞服，每次 1～2g。外用适量。

【古籍摘要】

《本草拾遗》："疗温病大热，狂言，主天行诸热，小儿热病癫痫。"

《本草纲目》："性寒而下行，性寒故能解诸热疾，下行故能利小便，治足疾而通经络也。""主伤寒疟疾，大热狂烦，及大人小儿小便不通，急慢惊风，历节风痛。"

【现代研究】本品有抗组织纤维化和细胞增殖作用。

五、祛风除湿类

1. 羌活

【性味归经】辛、苦，温。入膀胱、肝、肾经。

【功效】祛风散寒，胜湿止痛。

【应用】用于风湿痹痛，善治伏风头痛、两足湿痹、腰膝酸重疼痛等症。凡关节肌肉风湿，都可应用，尤其适用于由寒湿较重引起的上半身肌肉风湿痛，以及腰背正中部肌肉有冷感和挛缩感的患者。因其善入足太阳膀胱经，以除头项肩背之痛见长，故上半身风寒湿痹、肩背肢节疼痛者尤为多用，常与防风、姜黄、当归等药同用，如蠲痹汤（《百一选方》）；常配独活、防风等，方如羌活胜湿汤。

【用法用量】3～6g，大剂量可用至10～15g，水煎服。

【古籍摘要】

《珍珠囊》："太阳经头痛，去诸骨节疼痛。"

《本草品汇精要》："主遍身百节疼痛，肌表八风贼邪，除新旧风湿，排腐肉疽疮。"

【现代研究】羌活具有解热、镇痛、抗炎、免疫抑制等作用。

（1）解热、镇痛作用。羌活水提取物、乙酸乙酯提取物、正丁醇提取物均能抑制醋酸引起的小鼠扭体次数，具有显著的镇痛作用。

（2）抗炎作用。羌活挥发油经灌胃给药后，对二甲苯耳水肿、角叉莱胶及右旋糖酐足肿胀有抑制作用。大鼠口服羌活水提物能明显抑制酵母引起的足肿胀。

（3）免疫抑制作用。羌活水提醇溶液能显著促进关节炎大鼠全血白细胞吞噬功能和全血淋巴细胞转化率，并提高其红细胞免疫功能。

2. 防风

【性味归经】辛、甘，温。入膀胱、肺、脾经。

【功效】解表祛风，胜湿，止痉。

【应用】

（1）本品微温性缓，以其能发表祛风，且可胜湿止痛，常与羌活、川芎、藁本等相伍，治疗外感风湿，头身重痛，如羌活胜湿汤。

（2）防风善祛经络及筋骨中的风湿，能随所引而治一身尽痛，是治疗痹痛常用之药。凡风寒湿痹，肌肉关节疼痛，以风邪偏胜者，可配羌活、秦艽、桂枝、苍术等除痹止痛；疼痛剧烈，游走不定，手足屈伸不利者，可配川乌、草乌或附子等以加强祛风散寒、除痹止痛之功。

（3）用于治疗偏头痛，配白芷、川芎，尤其是平素体质虚寒而又有头痛、头晕者，或头痛与风湿有关者更为适用。

【用法用量】6～9g，水煎服。

【古籍摘要】

《神农本草经》："主大风头眩痛，恶风，风邪，目盲无所见，风行周身，骨节疼痹，烦满。"

《名医别录》："胁痛，胁风头面去来，四肢挛急，下乳，金疮内痉。"

《药类法象》："治风通用。泻肺实，散头目中滞气，除上焦风邪。"

【现代研究】本品有解热、抗炎、镇静、镇痛、抗惊厥、抗过敏作用。防风煎剂对痢疾杆菌、溶血性链球菌等有不同程度的抑制作用。

3. 白芷

【性味归经】辛，温。入肺、胃、大肠经。

【功效】祛风止痛，解表散寒，通鼻窍，燥湿止带，消肿排脓。

【应用】

（1）用于风湿痹痛，头痛，牙痛。白芷辛散温通，长于止痛，用治风寒湿痹，关节疼痛，屈伸不利，可与苍术、草乌、川芎等药同用，如《袖珍方》神仙飞步丹；治阳明头痛，眉棱骨痛，头风痛等症，属外感风寒者，可单用，即《百一选方》都梁丸；或与防风、细辛、川芎等祛风止痛药同用，如《太平惠民和剂局方》川芎茶调散；属外感风热者，可配伍薄荷、菊花、蔓荆子等药。

（2）用于风寒感冒。白芷辛散温通，可祛风解表散寒，用治外感风寒，头身疼痛，鼻塞流涕，常与防风、细辛、羌活等同用，如《此事难知》九味羌活汤。

（3）用于鼻渊。

【用法用量】水煎服，3～9g。外用适量。

【古籍摘要】

《神农本草经》："主女人漏下赤白，血闭阴肿，寒热，风头侵目泪出，长肌肤，润泽。"

《滇南本草》："祛皮肤游走之风，止胃冷腹痛寒痛，周身寒湿疼痛。"

《本草纲目》："治鼻渊、鼻衄、齿痛、眉棱骨痛，大肠风秘，小便出血，妇人血风眩晕，反胃吐食；解砒毒，蛇伤，刀箭金疮。"

【现代研究】本品有解热、抗炎、镇痛、解痉、抗癌作用。白芷水煎剂对大肠杆菌、痢疾杆菌、伤寒杆菌、绿脓杆菌、变形杆菌有一定抑制作用。

4. 土茯苓

【性味归经】甘、淡，平。入肝、胃经。

【功效】解毒，除湿，通利关节。

【应用】

（1）用于风湿病肢体拘挛。《本草纲目》记载土茯苓可"健脾胃，强筋骨，去风湿，利关节，止泄泻，治拘挛骨痛"。重用土茯苓，再根据不同证型配合相应药物，治疗风湿病的各种肿痛疗效较好。可单用本品水煎服，如土茯苓汤（《景岳全书》）；也可与金银花、白鲜皮、威灵仙、甘草同用。

本品甘淡，解毒利湿，通利关节，又兼解汞毒，杨梅毒疮，故对梅毒或因梅毒服汞剂中毒而致肢体拘挛、筋骨疼痛者疗效尤佳，为治梅毒的要药。若因服汞剂中毒而致肢体拘挛者，常与薏苡仁、防风、木瓜等配伍治之，如搜风解毒汤（《本草纲目》）。

（2）用于痈肿疮毒。本品清热解毒，兼可消肿散结，如《滇南本草》

以本品研为细末，好醋调敷，治疗痈疮红肿溃烂；《积德堂经验方》将本品切片或为末，水煎服或入粥内食之，治疗瘰疬溃烂；亦常与苍术、黄柏、苦参等药配伍同用。

【用法用量】煎服，15～60g。外用适量。

【使用注意】服药时忌茶。

【古籍摘要】

《本草纲目》："健脾胃，强筋骨，去风湿，利关节，止泄泻。治拘挛骨痛，恶疮痈肿。解汞粉、银朱毒。"

《本草备要》："治杨梅疮毒，瘰疬疮肿。"

《本草正义》："土茯苓，利湿去热，能入络，搜剔湿热之蕴毒。其解水银、轻粉毒者，彼以升提收毒上行，而此以渗利下导为务，故专治杨梅毒疮，深入百络，关节疼痛，甚至腐烂，又毒火上行，咽喉痛溃，一切恶症。"

【现代研究】本品有抗炎、解毒作用，对细胞免疫有抑制作用。

5. 薏苡仁

【性味归经】甘、淡，微寒。入脾、胃、肺、大肠经。

【功效】利水渗湿，清热除痹，健脾补肺。

【应用】用于湿热痹痛，四肢拘挛，关节肿胀。薏苡仁可缓解肌肉挛缩疼痛，无论热证、寒证都可应用。偏热者，配络石藤、豨莶草；偏寒者，配麻黄，方如麻杏薏甘汤；湿重者，再加配苍术，如《张氏医通》薏苡仁汤。湿郁肌表经络而身热身疼，胸腹白痦，可配竹叶、滑石，方如薏苡竹叶散。湿温初起，或暑湿入侵气分，头痛身重，肢体酸楚，常与滑石、蔻仁配伍，方如三仁汤。

【用法用量】15～30g，大剂量可用至60～90g，水煎服。

【古籍摘要】

《神农本草经》："主筋急拘挛，不可屈伸，风湿痹，下气。"

《本草纲目》："薏苡仁，阳明药也，能健脾益胃。虚则补其母，故肺痿、肺痈用之。筋骨之病，以治阳明为本，故拘挛筋急、风痹者用之。土能胜水除湿，故泄泻、水肿用之。"

【现代研究】本品具有免疫调节、抗炎镇痛作用。

（1）免疫调节作用：薏苡仁水提液对小鼠腹腔注射大剂量环磷酰胺免疫功能低下小鼠模型，具有较好的增强机体体液免疫、细胞免疫和非特异免疫功能的作用。薏苡仁多糖可激活小鼠巨噬细胞吞噬功能，增强淋巴细胞增殖。薏苡仁多糖对小鼠胸腺及脾脏的免疫损伤有修复作用。薏苡仁多糖能改善红细胞和 T 淋巴细胞的免疫功能。

（2）抗炎镇痛作用：薏苡仁油有温和的镇痛抗炎作用。薏苡仁乙醇提取物可对抗二甲苯引起的小鼠耳肿和角叉菜胶引起的小鼠足跖肿胀。

6. 萆薢

【性味归经】苦、甘，平。入肝、肾、胃经。

【功效】利湿浊，祛风湿。

【功效】

（1）用于痹病风湿。前人认为萆薢"治湿最长，治风次之，治寒则尤其次"。本品胜在利湿浊，舒筋通络，缓解挛痛，可用于风寒湿痹和风湿热痹。前者如腰背冷痛、下肢活动不利、肌肤麻木等症，湿邪偏盛者多与防己、秦艽、威灵仙等配伍，寒湿者可配附子等药。

（2）用于皮肤湿疹、慢性皮炎或脓疱疮等。如治疗湿热下注臁疮的萆薢渗湿汤，由萆薢、薏苡仁、黄柏、赤苓、牡丹皮、泽泻、滑石、通草（《疡科心得集》）组成。

【用法用量】9～15g，大剂量可用至 24～30g，水煎服。

【古籍摘要】

《神农本草经》："主腰背痛，强骨节，风寒湿周痹，热疮不瘳，热气。"

《本草纲目》："治白浊，茎中痛，痔瘘坏疮。"

【现代研究】本品具有抗炎镇痛作用。

7. 天麻

【性味归经】甘，平。入肝经。

【功效】祛风通络，息风止痉，平抑肝阳。

【应用】

（1）用于风湿痹痛，肢体麻木，手足不遂。治疗风湿痹痛，关节屈伸不利者，多与秦艽、羌活、桑枝等祛风湿药同用，如《医学心悟》秦艽天麻汤；治疗妇人风痹，手足不遂，可与牛膝、杜仲、附子浸酒服，如《十便良方》天麻酒；治疗中风手足不遂，筋骨疼痛等，可与没药、制乌头、麝香等药配伍，如《圣济总录》天麻丸。

（2）用于惊痫抽搐。

（3）用于眩晕、头痛。

【使用注意】凡津液衰少、血虚、阴虚者，均慎用天麻。

【用法用量】水煎服，3～9g。研末冲服，每次1～1.5g。

【古籍摘要】

《开宝本草》："主诸风湿痹，四肢拘挛，小儿风痫、惊气，利腰膝，强筋力。"

《用药法象》："疗大人风热头痛，小儿风痫惊悸，诸风麻痹不仁，风热语言不遂。"

《本草汇言》："主头风，头痛，头晕虚旋，癫痫强痉，四肢挛急，语言不顺，一切中风，风痰。"

【现代研究】本品具有镇静作用，可降低外周血管、脑血管和冠状动脉阻力，并有降压、减慢心率及镇痛抗炎作用。天麻多糖有免疫活性。

8. 独活

【性味归经】辛、苦，微温。入肾、膀胱经。

【功效】祛风除湿，通痹止痛。

【应用】用于风寒湿痹，腰膝疼痛，少阴伏风头痛，风寒夹湿头痛。本品为治风湿痹痛主药，凡风寒湿邪所致之痹证，无论病程长短急缓，均可应用，前人有"治诸风，百节痛风无问久新者"之说。因其主入肾经，性善下行，尤以腰膝、腿足关节疼痛属下部寒湿者为宜，常用于风寒湿痹，肌肉、腰背、手足疼痛，或痹证日久正虚，腰膝酸软，关节屈伸不利者。

独活辛散温通，入足太阳膀胱经，善入肾经而搜伏风，可治风扰肾经、伏而不出之少阴头痛，痛连齿颊，见风即痛等。

独活配桑寄生：独活搜风祛湿而通痹，尤善除肾经伏风；桑寄生祛风湿，补肝肾，强筋骨，养血润筋。二药合用，有祛风除湿、通痹止痛之功，并入足少阴肾经，益肾而壮筋骨。适用于肝肾不足或风湿侵袭之腰膝酸痛，关节屈伸不利，足软麻木，步履维艰等。

独活配防风：独活辛香走窜，能祛风胜湿，通经络，止痹痛；防风升发疏散，善开腠理，祛风湿。独活长于胜湿，防风长于祛风。两药相须为用，适用于风寒夹湿所致的头痛、腰痛、关节痛等。

【用法用量】3～10g。

【使用注意】阴虚血燥者慎服。

【古籍摘要】

《名医别录》："治诸风，百节痛风无问久新者。"

《药性论》："主中诸风湿冷，奔喘逆气，皮肌苦痒，手足痛，劳损，主风毒齿痛。"

《药品化义》："独活，能宣通气道，自顶至膝，以散肾经伏风，凡颈项难舒，臀腿疼痛，两足痿痹，不能动移，非此莫能效也。能治风，风则胜湿，专疏湿气，若腰背酸重，四肢挛痿，肌黄作块，称为良剂。又佐血药，活血舒筋，殊为神妙。"

【现代研究】本品有抗炎、镇痛、抗心律失常、抗肿瘤等作用。

9. 威灵仙

【性味归经】辛、咸，温。入膀胱经。

【功效】祛风湿，通经络。

【应用】

（1）威灵仙配羌活：二药都有祛风除湿止痛之功。威灵仙性急善走，通达经络力较强；羌活外散风湿力强。二者应用，可增强祛风湿、通经络、止痹痛之疗效，对于痹病关节疼痛，尤以上半身痹痛者多相伍为用。

（2）威灵仙配桑寄生：威灵仙能通十二经络，为祛风湿药中善走而不守者，能祛风湿、通经络；桑寄生祛风湿，补肝肾，强筋骨，养血润筋。两药合用，宣导与补益并举，祛风湿，养气血，走中有守，守中有行，补养而不致留滞，宣导而不致走窜太过，对于素体气血不足而罹患风湿痹痛者可择而用之。

（3）威灵仙配防己：威灵仙辛温，专入足太阳膀胱经，善通经络而止痹痛；防己辛苦寒，入膀胱与肺二经，有祛风止痛、利水消肿之功，其苦能燥湿，寒可清热。二者相须为用，可增祛风除湿通络之力，风湿除而络痹通，对风湿痹痛、关节不利以及下肢水肿疼痛等尤为适用。

（4）威灵仙配苍术：二者均有祛风湿之功。威灵仙长于通经活络，止痹痛；苍术长于发散寒湿，健脾燥湿。两药相配，既能发散在表之寒湿，又能通经络、止痹痛，适用于风湿或寒湿郁滞所致的关节疼痛、腰痛等。

【用法用量】6～10g。

【使用注意】本品辛散走窜，气血虚弱者慎服。

【古籍摘要】

《本草纲目》："气温，味微辛咸。辛泄气，咸泄水，故风湿痰饮之病，气壮者服之有捷效，其性大抵疏利，久服恐损真气，气弱者亦不可服之"。

《本草正义》："以走窜消克为能事，积湿停痰，血凝气滞，诸实宜之。"

《药品化义》："性猛急，盖走而不守，宣通十二经络。"

【现代研究】本品有镇痛、抗炎、抗肿瘤、保肝利胆及松弛平滑肌等作用。

10. 制川乌

【性味归经】辛、苦，热；有毒。入心、肝、肾、脾经。

【功效】祛风除湿，温经止痛。

【应用】用于风寒湿痹，关节疼痛，心腹冷痛，寒疝作痛及麻醉止痛。

（1）制川乌配麻黄：制川乌味辛、苦而性热，善疏通阴寒，祛风寒湿，止痹痛；麻黄发散风寒，通调血脉。两药配伍使用，辛散宣通，表里透彻，相得益彰，适用于寒湿痹痛，疼痛剧烈，遇寒更甚，局部不温。

（2）制川乌配当归：制川乌性燥烈，功善祛风除湿、温经止痛；当归性柔润，功长补血活血、散寒止痛。两药配伍，逐风寒湿邪与养血活血并用，温而不燥，养而能通，刚柔相济，相辅相成，适用于风寒湿痹疼痛，心腹冷痛，胸痹心痛。

（3）制川乌配制白附子：制川乌散寒除湿，温经止痛；制白附子祛风涤痰，温通经络。二药合用，可增强温散寒湿、通络止痛的功效，适用于顽痹迁延不愈、关节肿胀、麻木不仁、疼痛、屈伸不利等。

（4）制川乌配生石膏：制川乌辛散，疏利开通，温经止痛，解外郁之寒；生石膏辛寒，清解宣透，祛里结之热。寒热之品同用，疏通清透并施，可治表里寒热互结之痹痛，症见关节红肿热痛、便干、舌红苔黄、脉有力等实热内郁之象，以及外寒郁遏，里热上扰，或胃火上冲所致的剧烈头痛。

【用法用量】1.5～3g，先煎、久煎。

【使用注意】

（1）生品内服宜慎，酒浸、酒煎服易致中毒，应慎用。

（2）孕妇慎用。

（3）不宜与半夏、瓜蒌、瓜蒌子、瓜蒌皮、天花粉、川贝母、浙贝母、平贝母、伊贝母、湖北贝母、白蔹、白及同用。

【古籍摘要】

《珍珠囊补遗药性赋》："浮也，阳中之阳也。其用有二：散诸风之寒邪，破诸积之冷痛。"

《汤液本草》："主中风，恶风洗洗，出汗，除寒湿痹，咳逆上气，破积聚，寒热。消胸上痰冷，食不下，心腹冷疾，脐间痛，肩胛痛，不可俯仰，目中痛，不可久视，堕胎。其汁煎之，名射罔，杀禽兽。"

《长沙药解》："温燥下行，其性疏利迅速，开通关腠，驱逐寒湿之力甚捷，凡历节、脚气、寒疝、冷积、心腹疼痛之类并有良功。"

【现代研究】本品有抗炎、镇痛及免疫抑制等作用。

附：川乌

性味辛、苦，热；有大毒。入心、肝、肾、脾经。功能祛风除湿，温经止痛。用于风寒湿痹，关节疼痛，心腹冷痛，寒疝作痛及麻醉止痛。一般炮制后用。生品内服宜慎。孕妇禁用。不宜与半夏、瓜蒌、瓜蒌子、瓜蒌皮、天花粉、川贝母、浙贝母、平贝母、伊贝母、湖北贝母、白蔹、白及同用。

本品及乌头碱有镇痛、抗炎、免疫抑制、降血压及强心等作用。

11. 制草乌

【性味归经】辛、苦，热；有毒。入心、肝、肾、脾经。

【功效】祛风除湿，温经止痛。

【应用】用于风寒湿痹，关节疼痛，心腹冷痛，寒疝作痛及麻醉止痛。

制草乌配制川乌：制草乌与制川乌同为辛热有毒之品，具有较强的祛风除湿、温经止痛之功效。两药应用可明显增强祛风散寒、逐湿止痛之药力，药性更峻猛，常用于寒痹重症、顽症及骨节冷痛者。

【用法用量】1.5～3g。宜先煎、久煎。

【使用注意】

（1）生品内服宜慎，酒浸、酒煎服易致中毒，应慎用。

（2）孕妇禁用。

（3）不宜与半夏、瓜蒌、瓜蒌子、瓜蒌皮、天花粉、川贝母、浙贝母、平贝母、伊贝母、湖北贝母、白蔹、白及同用。

【古籍摘要】

《药性论》："乌喙，其气锋锐，通经络，利关节，寻蹊达径而直抵病所。言其益阳事，治男子肾气衰弱者，未可遽然也。"

《本草纲目》："乌、附毒药，非危病不用，而补药中少加引导，其功甚捷。草乌头，射罔，乃至毒之药，非若川乌头、附子，人所栽种，加以酿制，杀其毒性之比，自非风顽急疾，不可轻投。"

《本草备要》："搜风胜湿，开顽痰，治顽疮，以毒攻毒，颇胜乌川。然至毒，无所酿制，不可轻投。"

【现代研究】本品有镇痛、抗炎及增强心脏收缩等作用。

附：草乌

性味辛、苦，热；有大毒。入心、肝、肾、脾经。功能祛风除湿，温经止痛。用于风寒湿痹，关节疼痛，心腹冷痛，寒疝作痛及麻醉止痛。一般炮制后用。生品内服宜慎。孕妇禁用。不宜与半夏、瓜蒌、瓜蒌子、瓜蒌皮、天花粉、川贝母、浙贝母、平贝母、伊贝母、湖北贝母、白蔹、白及同用。

本品有镇痛、抗炎、抑菌、局部麻醉、清除自由基及提高免疫力等作用。

12 木瓜

【性味归经】酸，温。入肝、脾经。

【功效】舒筋活络，和胃化湿。

【应用】木瓜味酸性温，能舒筋活络，除痹止痛，为治疗风湿痹痛的常用药，尤以湿痹腰脚疼重，筋脉拘挛、不能转动者更为适宜。

（1）木瓜配吴茱萸：木瓜味酸，入肝、脾二经，能舒筋活络、和胃化湿；吴茱萸辛开苦降，为厥阴经主药，能温经散寒、疏肝解郁、行气止痛。两药配伍应用，木瓜酸收，吴茱萸辛散，相反相成，共奏和胃化湿、舒筋活络、温中止痛之功，常用于寒湿内侵之霍乱吐泻转筋，或下肢痿软无力、疝气腹痛等。

（2）木瓜配秦艽：木瓜酸而入肝，舒筋活络，除痹止痛；秦艽散风除湿，通络止痛，为"风药之润剂"。两药配伍，俾祛风湿而不温燥劫阴，通经络而不峻猛伤正，常用于风湿痹痛、筋脉挛急等。

（3）木瓜配南五加皮：木瓜舒筋活络而通痹除湿；南五加皮功能祛风除湿，补益肝肾，强筋壮骨，利水消肿。二者同为治疗风湿痹证之常用药，配伍应用，可以增强祛风除湿、舒筋通络之功，同时能补益肝肾、强壮筋骨，有助于提高疗效，常用于风湿痹证，以腰膝、下肢痛楚为重者。

（4）木瓜配薏苡仁：木瓜化湿和胃，舒筋活络；薏苡仁除湿利水而通痹。两者配合，健脾利湿，舒筋除痹，适用于湿滞经络之脚气浮肿，夏日伤湿之呕吐、腹痛腹泻等。

【用法用量】6～9g。

【使用注意】内有郁热，小便短赤者慎服。

【古籍摘要】

《名医别录》："主湿痹邪气，霍乱大吐下，转筋不止。"

《本草衍义》："益筋与血，病腰肾脚膝无力，不可阙也。"

《本草纲目》："木瓜所主霍乱吐利转筋、脚气，皆脾胃病，非肝病也。肝虽主筋，而转筋则由湿热、寒湿之邪袭伤脾胃所致，故筋转必起于足腓，腓及宗筋皆属阳明。"

【现代研究】本品有镇痛、抗炎、保肝、抗肿瘤、松弛胃肠道平滑肌及抑菌等作用。

13. 伸筋草

【性味归经】微苦、辛，温。入肝、脾、肾经。

【功效】祛风除湿，舒筋活络。

【应用】伸筋草辛温善行，走而不守，功能活血通络，尤以擅长舒缓筋急而得名，恒为治疗久风顽痹、筋脉拘急之要药。用于治疗风湿阻络所致之肢节筋脉拘急、伸展不利、麻痹酸痛，以及久风顽痹之肌肉顽麻不仁，也可用于腿足转筋及跌打损伤之筋络不利。

（1）伸筋草配木瓜：伸筋草祛风除湿，舒筋活络；木瓜舒筋活络，和胃化湿，二者均因擅于舒筋缓急、除湿蠲痹而常用于湿痹拘挛及吐泻转筋，配伍应用，更能增强除湿通络、舒筋解挛的功效，适用于风寒湿痹之关节屈伸不利或腿足转筋。

（2）伸筋草配桑枝：伸筋草苦辛气温，其性善行，走而不守，具有祛风除湿、活血通络之功；桑枝能祛风湿、通经络、利关节，性质平和，寒热痹证均可使用。两药伍用，适用于风湿痹痛，筋脉拘急，跌打损伤。

（3）伸筋草配鸡血藤：伸筋草祛风除湿而舒筋络；鸡血藤养血活血而舒筋络。两药伍用，通补兼施，既能祛风除湿，又能养血活血，适用于年老或血虚感受风湿所致的肢体麻木不仁或关节疼痛等。

【用法用量】内服煎汤，3～12g；或浸酒。外用适量捣敷。

【古籍摘要】

《本草拾遗》："主人久患风痹，脚膝疼冷，皮肤不仁，气力衰弱。"

《滇南本草》："其性走而不守，其用沉而不浮，得槟榔良。故消胸中痞满横格之气，推胃中隔宿之食，去年久腹中之坚积，消水肿。"

《生草药性备要》："消肿，除风湿。浸酒饮，舒经活络。其根治气结疼痛，损伤，金疮内伤，祛痰止咳。"

【现代研究】本品有抗炎、镇痛和调节免疫、镇静等作用。

14. 海风藤

【性味归经】辛、苦，微温。入肝经。

【功效】祛风湿，通经络，止痹痛。

【应用】海风藤辛苦微温，长于祛风湿、行经络、和血脉、止疼痛，为祛风通络止痛的要药，故用于风寒湿痹，肢节酸痛，关节不利，筋脉拘挛等。此外，又因其能活血通络、舒筋止痛，也可用于跌打损伤、局部肿痛等。

（1）海风藤配桂枝：海风藤祛风除湿，通络止痛；桂枝温阳通脉而止痛。二药配伍，则祛风湿止痛功效较佳，适用于风湿痹痛，关节不利，筋脉拘挛等。

（2）海风藤配威灵仙：海风藤祛风通络，缓解拘挛；威灵仙祛风除湿，通络止痛。二者合用，则祛风湿、通络止痛的功效较佳，适用于风湿痹痛，关节不利，筋脉拘挛等。

（3）海风藤配鸡血藤：两药都有祛风通络作用。鸡血藤偏于养血活血舒筋；海风藤偏于祛风通络止痛。二者配伍，可增强祛风通络止痛作用，适用于风寒湿痹，肢节酸痛等。

【用法用量】6～12g。

【古籍摘要】

《本草再新》："行经络，和血脉，宽中理气，下湿出风，理腰脚气，治疝，安胎。"

《浙江中药手册》："宣痹，化湿，通络舒筋。治腰膝痿痹，关节疼痛。"

【现代研究】本品有抗炎镇痛、抑制血小板活化因子、脑缺血保护等作用。

15. 青风藤

【性味归经】苦、辛，平。入肝、脾经。

【功效】祛风湿，通经络，利小便。

【应用】青风藤味苦、辛，性平，其辛能散风，苦能燥湿，入肝能通经活络，入脾利小便，既可清生湿之源，又使湿有去路，以其较强的祛风湿、通经络、利小便之功效，常用于治疗风湿痹痛，关节肿胀，麻痹瘙痒等。

青风藤配海风藤：青风藤长于搜风胜湿，舒筋利痹；海风藤长于祛风通络，活血通脉。两药合用，可增强祛风除湿、通络止痛之功，治疗风寒湿痹，肢体酸痛麻木，关节不利，筋脉拘挛。

【用法用量】6～12g。

【古籍摘要】

《本草图经》："风疾。治风湿流注，历节鹤膝，麻痹瘙痒，损伤疮肿。入酒药中用。"

《江西草药》："祛风活血。"

《全国中草药汇编》："主治关节炎，跌打损伤，陈旧腰痛。"

【现代研究】本品有镇痛、镇咳、抗炎、镇静、抗惊厥、抗心律失常和降压等作用。

16. 路路通

【性味归经】苦，平。入肝、肾经。

【功效】祛风活络，利水，通经。

【应用】路路通通行十二经脉，善祛留于肌肉、筋骨、关节、经络的风寒湿诸邪，故风寒湿痹，筋脉拘挛，周身骨节疼痛宜之。因其能行血通脉，故气血瘀滞，脉络闭阻所致半身不遂以及跌打损伤、瘀血肿痛等亦能取效。因其主归肝经，具有祛瘀通经下乳之功，故妇人肝气郁结所致经闭、产后乳汁不通或乳房胀痛等常选用。本品尚有利水消肿作用，故也用治水肿、小便不利等。

（1）路路通配益母草：路路通主归肝经，具有祛瘀通经之功；益母草苦泻辛散，主入血分，善于活血祛瘀调经，为妇科经产要药。两药配伍，能活血调经、祛瘀通滞，适用于血滞痛经，经行不畅，经闭，产后腹痛等。

（2）路路通配茯苓：路路通辛开苦降，通行十二经脉，调理一身气机；茯苓甘补淡渗，功能利水渗湿，作用和缓，无论寒热虚实各种水肿均可使用。两药配伍，能利水消肿，适用于水肿，小便不利。

（3）路路通配伸筋草：路路通辛散苦燥，长于祛风湿而通络；伸筋草苦辛温，其性善行，走而不守，具有祛风除湿、活血通络之功，尤长于舒筋缓挛。两药配伍，能祛风除湿、通经络，适用于风湿痹痛，肢体拘挛、麻木。

【用法用量】5～10g。

【使用注意】虚寒血崩者勿服；月经过多者禁用。

【古籍摘要】

《本草纲目拾遗》："辟瘴却瘟，明目，除湿，舒筋络拘挛，周身痹痛，手脚及腰痛，焚之嗅其烟气皆愈。"

《岭南采药录》："治风湿流注疼痛及痈疽肿毒。"

《浙江药用植物志》："行气宽中，活血通络，利水。治胃痛腹胀，风湿痹痛，乳中结块，乳汁不通，小便不利，月经不调，荨麻疹。"

【现代研究】本品有抗炎镇痛等作用。

17. 秦艽

【性味归经】辛、苦，平。入胃、肝、胆经。

【功效】祛风湿，清湿热，止痹痛，退虚热。

【应用】秦艽辛散苦泄，辛以疏风，苦以燥湿，能散厥阴肝经之风，泄阳明胃腑之湿，为散风除湿、舒筋通络的常用药。其质地滋润，药性平和，前人有"风药中之润剂，散药中之补剂"之称，强调其虽为风药，但祛风除湿而不燥，凡风湿痹痛，无问新久，偏寒偏热，均可应用。因其性微寒，故对发热、关节红肿热痛者尤为适宜。本品又长于舒筋，对于风中经络所致手足不用、半身不遂等亦可用之。因其质润而不燥，能退虚热而无损阴津，故可用治骨蒸劳热、妇人胎热、小儿疳积发热。此外，秦艽具有清利湿热之功，亦用于治疗湿热黄疸。

（1）秦艽配鳖甲：二药均有退蒸除热作用。秦艽为风药中之润剂，退虚热、除骨蒸在于辛散宣清；鳖甲退虚热在于滋阴清热。二者配合，补清共用，共奏养阴透肌退热之功，为治疗骨蒸虚热之常用药对，适用于虚劳潮热、骨蒸盗汗。

（2）秦艽配地骨皮：二药皆能清热除蒸。秦艽偏于清热邪郁伏；地骨皮偏于凉血滋阴，清阴分之热。二者相配，则清热除蒸之效更佳，适用于温病余邪不尽，邪伏阴分，骨蒸潮热。

（3）秦艽配络石藤：二者均有祛风胜湿、通络止痛和清热之功。二药配伍，常用于治疗风湿热痹，四肢拘急、麻木等。

（4）秦艽配天麻：秦艽可祛风胜湿，通络止痛；天麻能祛外风，通经活络。两药相须为用，有祛风除痹、通络止痛之功，适用于风湿痹证，关节疼痛及中风手足不遂或麻木等。

（5）秦艽配茵陈：二药皆能清热利湿退黄疸，且茵陈为治黄疸要药。两药相配，利湿退黄的作用更强，适用于湿热黄疸，小便不利。

【用法用量】3～10g。

【古籍摘要】

《神农本草经》："主寒热邪气，寒湿风痹，肢节痛，下水，利小便。"

《名医别录》："疗风，无问久新；通身挛急。"

《本草纲目》："手足不遂，黄疸，烦渴之病须之，取其祛阳明之湿热也。阳明有湿，则身体酸疼烦热，有热则日晡潮热骨蒸。"

【药理毒理】本品有抗炎镇痛、降压和保肝等作用。

18. 防己

【性味归经】苦、寒。入膀胱、肺经。

【功效】祛风止痛，利水消肿。

【应用】防己味苦性寒，苦以泄湿，寒能清热，善走下行，可外散风邪，内清湿热，并以除湿为长，专泄下焦湿热，故风湿热邪阻滞经络所致的关节红肿疼痛尤为适宜。防己苦寒降泄，能清湿热、利水道，性善下行，善祛下焦湿肿，用于治疗下半身水湿停留所致水肿、腹水，下焦湿热疮毒以及湿热蕴结之脚气水肿、小便不利等。

（1）防己配木瓜：防己善祛风通利，以泄经络湿邪为其特长；木瓜功善舒筋活络，以治筋病见长，筋急则能缓之，筋缓则能利之。二药合用，祛风除湿，舒筋活络，止痹痛，适用于风湿侵袭之筋骨酸痛，足膝无力，肌肉挛缩疼痛，关节肿胀不利。

（2）防己配桂枝：防己苦寒降泄，除湿利水，能泄下焦之湿热，并能祛风止痛；桂枝通阳化气，能温通经络，利水除湿。两者相须为用，祛湿除痹之力增强，适用于湿痹、水肿、脚气等。

（3）防己配黄芪：防己苦寒，能利水消肿，除湿止痛；黄芪甘温，益气固表而利水消肿。黄芪可扶正，防己以祛邪，一升一降，补利相兼，升降调和则益气利水效强，适用于风水、风湿，症见脉浮身重、汗出恶风、小便不利、肢体沉重麻木等。

（4）防己配茯苓：防己善下行，通腠理，利九窍，清热除湿，利水消肿；茯苓淡渗利湿，健脾补中，扶正祛邪。两药参合，相须为用，泻中有补，共奏健脾利湿、消肿除饮之功，适用于水湿或湿热内停所致的水肿、小便不利及痰饮肿满等。

（5）防己配白术：防己辛散苦降，外能祛风除湿、通痹止痛，内能清利湿热、利水消肿；白术苦甘温燥，补脾益气，燥湿利水，兼能除痹。两药相配，补泻同用，标本兼顾，渗湿、行水、除痹等功效显著，适用于风湿闭阻所致的关节疼痛及水湿内停所致的水肿、痰饮等。

【用法用量】5 ～ 10g。

【古籍摘要】

《神农本草经》："主风寒湿疟，热气诸痫，除邪，利大小便。"

《医学启源》："疗腰以下至足湿热肿盛，脚气。祛膀胱留热。"

《本草求真》："防己，辛苦大寒，性险而健，善走下行，长于除湿、通窍、利道，能泻下焦血分湿热，及疗风水要药。"

【现代研究】本品主要成分粉防己碱有抗炎、镇痛、免疫抑制、抗肿瘤及心血管保护作用。

19. 桑枝

【性味归经】微苦，平。入肝经。

【功效】祛风湿，利关节。

【应用】桑枝通行善走，长于祛风湿、通经络、利关节，前人有"桑枝功专祛风湿拘挛"之说，常用于治疗风湿痹痛，四肢拘挛，作用偏于上肢，尤宜于上肢风湿热痹，肩臂关节疼痛拘挛。

（1）桑枝配桑寄生：桑枝横行四肢，除湿消肿，通络止痛；桑寄生补肝肾，强筋骨，祛风湿。桑枝以通为主，桑寄生以补为要。两药伍用，一补一通，相须为用，补肝肾、壮筋骨、祛风湿、通经络、止疼痛的功效显著增强，适用于风湿痹证所致腰腿酸痛、关节屈伸不利、筋骨疼痛。

（2）桑枝配防己：桑枝味苦性平，祛风通络，舒筋缓脉；防己辛散降泄，祛风除湿，通络止痛。两药相配，有祛风除湿、舒筋活络、除痹止痛之功，适用于风湿所致的四肢拘挛、麻木疼痛等。

（3）桑枝配鸡血藤：桑枝性善走窜，可祛风通络；鸡血藤既能舒筋活络，又能补血活血。二者合用，有活血通络之功，适用于风湿兼有血瘀之四肢筋骨疼痛。

（4）桑枝配油松节：两药均为祛风湿药。桑枝味苦性平，通行善走，功专祛风湿、通经络、利关节，常用治风湿痹痛之四肢拘挛；油松节长于疏通经络、行气血、利骨节，尤善于祛筋骨间风寒湿邪。二药合用，可增强祛风湿、通经络、利关节的功效，适用于风湿痹证所致肢体关节屈伸不利、疼痛麻木等。

【用法用量】9～15g。

【古籍摘要】

《本草图经》："《近效方》云：疗遍体风痒干燥，脚气风气，四肢拘挛，上气，眼晕，肺气嗽，消食，利小便。久服轻身，聪明耳目，令人光泽，兼疗口干。"

《本草备要》："利关节，养津液，行水祛风。"

【现代研究】本品有抗炎、镇痛、降血糖、降血脂等作用。

20. 豨莶草

【性味归经】辛、苦，寒。入肝、肾经。

【功效】祛风湿，利关节，解毒。

【应用】豨莶草善祛筋骨间风湿，且能行痹止痛，生用性寒，善化湿热，故风湿痹痛偏湿热者用之甚佳。酒蒸后其性转甘温，泻中有补，于祛风湿中寓有补肝肾、强筋骨之功，适用于风湿日久，肝肾亏虚所致的肢体麻木、中风手足不遂，以及头晕耳鸣、失眠心烦等。豨莶草生用还有祛风止痒之功，用于皮肤风疹、湿热瘙痒等。

（1）豨莶草配威灵仙：两药皆有祛风湿、通经络作用，二者相须为用，功效更著，适用于风寒湿痹所致筋骨疼痛、四肢麻木等。

（2）豨莶草配臭梧桐叶：豨莶草祛风湿、利关节；臭梧桐叶祛风湿、通络止痛。二者相配，祛风除湿、通络止痛的功效增强，适用于风湿痹证，见肢体麻木，腰膝酸痛，骨节疼痛，屈伸不利者。

（3）豨莶草配当归：豨莶草祛风湿，舒筋活络，清热解毒；当归补血活血。两药相配，祛风与活血并施，解毒与养血兼顾，共奏养血活血、祛风除痹、清热解毒之功，适用于风寒湿痹，郁久化热，关节肿痛发热、屈伸不利等。

【用法用量】9～12g。

【古籍摘要】

《本草图经》："治肝肾风气，四肢麻痹，骨间疼，腰膝无力者，亦能行大肠气……兼主风湿疮，肌肉顽痹。"

《本草蒙筌》："疗暴中风邪，口眼㖞斜者立效；治久渗湿痹，腰脚酸痛者殊功。"

《本草纲目》："生捣汁服则令人吐，故云有小毒。九蒸九曝则补人去痹，故云无毒。生则性寒，熟则性温，云热者，非也。"

【现代研究】本品有抗炎、镇痛、免疫抑制、抗血栓及抗病原体作用。

（1）抗炎镇痛作用：豨莶草水提液、甲醇提取物均有抗炎镇痛作用。豨莶草局部外用具有抗炎、镇痛作用。豨莶草提取物对单克隆抗体组合诱导类风湿关节炎小鼠具有抗炎作用。

（2）免疫抑制作用：豨莶草有调节免疫作用，对小鼠的细胞免疫和体液免疫均有抑制作用。本品还可抑制小鼠腹腔巨噬细胞的吞噬功能，降低血清溶菌酶的活性，提示豨莶草对非特异性免疫亦有抑制作用。

21. 络石藤

【性味归经】苦，微寒。入心、肝、肾经。

【功效】祛风通络，凉血消肿。

【应用】络石藤善走经脉，通达肢节，祛风湿而舒筋活络，故常用于治疗风湿痹痛，筋脉拘挛，屈伸不利，尤以热痹关节肿痛为宜；又能凉血清热而消肿，善治风热引起的咽喉肿痛、痈疽疮肿，也可用于跌打损伤、局部肿痛等。

络石藤配蒲公英：络石藤善疏通经络，凉血消肿；蒲公英苦寒，清热解毒，散结消痈。两药配合，解毒消肿之功更强，适用于乳痈及其他热毒疮疡。

【用法用量】6 ～ 12g。

【古籍摘要】

《神农本草经》："主风热死肌痈伤，口干舌焦，痈肿不消，喉舌肿，水浆不下。"

《本草纲目》："气味平和，其功主筋骨关节风热痈肿。"

《要药分剂》："络石之功，专于舒筋活络，凡病人筋脉拘挛，不易伸屈者，服之无不获效，不可忽之也。"

【现代研究】本品有抗炎、镇痛、镇静、催眠、抗疲劳及抗肿瘤作用。

（1）抗炎、镇痛作用：络石藤甲醇提取物大鼠腹腔注射有抗炎作用，小鼠皮下注射对醋酸扭体反应有抑制作用。

（2）抗肿瘤作用：络石藤富含具有植物性雌激素样作用及抗癌活性的

木脂素类成分。络石藤中的牛蒡子苷对 PhIP（2-氨基-1-甲基-6苯基-咪唑吡啶）诱发的乳腺癌有预防作用。

（3）镇静、催眠作用：络石藤三萜总皂苷口服给药能够明显减少小鼠自主活动，缩短睡眠潜伏期，延长翻正反射消失持续时间，对小鼠有一定程度的镇静催眠作用。

（4）抗疲劳作用：络石藤三萜总皂苷口服给药，能够明显延长小鼠负重力竭游泳时间，降低定量负荷游泳后全血乳酸及血浆尿素氮、丙二醛，表明络石藤三萜总皂苷有抗疲劳作用。

（5）其他作用：络石藤煎剂对金黄色葡萄球菌、福氏痢疾杆菌及伤寒杆菌有抑制作用。络石藤中的牛蒡苷可引起血管扩张，血压下降。牛蒡苷对离体兔肠及子宫收缩有抑制作用。络石藤中芹菜素对高血压大鼠的血管重塑具有一定的保护作用。络石藤提取物对高脂血症大鼠有一定的降脂作用，对机体起到保护作用。

22. 老鹳草

【性味归经】辛、苦，平。入肝、肾、脾经。

【功效】祛风湿，通经络，止泻痢。

【应用】老鹳草具有走窜之性，能疏利筋骨皮腠，祛风除湿通络，使风湿去而气血行，气血行而络脉通，络脉通而痹痛止，故风湿闭阻所致筋骨不利、关节肿痛、骨节渐大、肢体麻木者，用之较宜。本品因苦能燥湿，入脾经，能止泻痢，亦常用于治疗泄泻痢疾，以及久痢迁延不愈。

（1）老鹳草配威灵仙：老鹳草辛散苦燥，性善走窜，能疏利筋骨、通络止痛；威灵仙善走不守，为风药之宣导善行者，可祛除在表之风，又能化在里之湿，为治疗风湿痹痛的要药。二者配伍，祛风湿，通络止痛，适用于风湿痹证，肢体关节麻木疼痛。

（2）老鹳草配黄柏：老鹳草可止泻痢，黄柏能清热燥湿止痢。二者配伍，清热燥湿、止泻痢，适用于湿热泻痢，里急后重等。

【用法用量】9～15g。

【古籍摘要】

《药性考》："祛风，疏经活血，筋健络通，损伤痹证，麻木皮风，浸酒常饮。"

《滇南本草》："祛诸风皮肤发痒。治筋骨疼痛，痰火痿软，手足筋挛，麻木，利小便，泻膀胱积热，攻散诸疮肿毒，退痨热发烧，治风火虫牙，痘疹疥癞等症。"

《本草纲目拾遗》："祛风，疏经活血，健筋骨，通络脉。治损伤，痹证，麻木，皮风，浸酒常饮。"

【现代研究】本品有抗炎、镇痛、抗溃疡、止泻、抗氧化及抗病原微生物等作用。

23. 穿山龙

【性味归经】甘、苦，温。入肝、肾、肺经。

【功效】祛风除湿，舒筋通络，活血止痛，止咳平喘。

【应用】穿山龙能祛风除湿、舒筋通络，使滞留在骨节肌肉间之风湿邪气得以祛除，使邪气阻滞之筋经脉络得以柔顺通畅，痹痛之疾即可康复，故可用于治疗风湿痹痛、肌肤麻木、关节屈伸不利等。本品又善于活血止痛，对于跌打损伤、劳损瘀滞之疼痛也有疗效。本品入肺经，理肺降气而有止咳平喘之功，故亦可用于肺失清肃之咳嗽气喘。

（1）穿山龙配石楠叶：穿山龙入肝经，祛风湿，活血通络；石楠叶祛风湿，通经络兼有补肾之功。二者合用，既可除风湿，又可益肾气，适用于肾虚而有风湿，腰背酸痛，膝软无力者。

（2）穿山龙配延胡索：穿山龙功善活血通络止痛；延胡索辛散温通，"能行血中气滞，气中血滞，故专治一身上下诸痛"，为活血行气止痛之良药。二者配伍，活血止痛力强，适用于闪腰岔气，跌打损伤，瘀血作痛。

（3）穿山龙配人参：穿山龙活血通络，对瘀血阻滞之心痛有效；人参长于补气。二药配伍，一通心脉，一补心气，适用于心气不足、心脉瘀阻之胸痹心痛、心悸气短、头晕胸闷。

（4）穿山龙配黄芩：穿山龙味苦降泄，能止咳平喘；黄芩善清泻肺火及上焦实热。二者配伍，增强清肺化痰、止咳平喘之功，适用于肺热咳喘，痰多黄稠者。

【用法用量】9 ～ 15g；也可制成酒剂用。

【古籍摘要】

《东北药用植物志》："舒筋活血，治腰腿疼痛，筋骨麻木。"

《湖北中草药志》："用于牙周疼痛，风湿热。"

《陕西中草药》："治咳嗽，风湿性关节炎，大骨节病关节痛，消化不良，疟疾，跌打损伤，痈肿恶疮。"

【现代研究】本品有抗炎、镇痛、心血管保护、镇咳平喘、祛痰及抗肿瘤作用。

24. 丝瓜络

【性味归经】甘，平。入肺、胃、肝经。

【功效】祛风，通络，活血，下乳。

【应用】丝瓜络药力平和，能通经络、和血脉，善于祛风通络，可用治风湿痹痛，筋脉拘挛。胁肋乃肝之分野，气血不和，经络不通，则发为胸胁胀痛，本品入肝经，通络活血，俾气血和、肝络通而胸胁自舒，故可用于肝气不舒，气机不畅之胸胁胀痛；又因其具有下乳的功效，也常用治乳汁不通，壅塞乳络所致之乳痈肿痛等。

（1）丝瓜络配桑枝：丝瓜络祛风，通经络，行血脉；桑枝祛风湿，利关节。两药伍用，可增强祛风、通络之效，适用于风湿痹痛，或风湿入络之胸胁疼痛。

（2）丝瓜络配瓜蒌：丝瓜络祛风除湿，活血通络；瓜蒌清热化痰，行气散结。丝瓜络行于血分，瓜蒌行于气分。两药相配，气血并调，可增强清肺化痰、通络散结的功效，适用于胸痹胸闷，胸胁疼痛，肺热痰咳，乳痈肿痛。

（3）丝瓜络配蒲公英：丝瓜络甘平，入肺、胃、肝三经，通络下乳而治乳痈肿痛；蒲公英清热解毒，消肿散结，善疗乳痈。两药应用，清热解毒，消痈散结，适用于乳痈肿痛。

【用法用量】5～12g。

【古籍摘要】

《医林纂要》："凉血渗血，通经络，托痘毒。"

《药性切用》："热痹宜之。"

《本草再新》："和血脉，化痰顺气。"

【现代研究】本品具有抗炎镇痛、心血管保护、止咳及抑菌等作用。

（1）抗炎、镇痛作用：丝瓜络水煎剂有抗炎、镇痛作用。阿片受体拮抗剂纳洛酮对丝瓜络的镇痛作用无影响，提示该药的镇痛作用与阿片受体无关。

（2）止咳作用：其作用与缓解支气管平滑肌痉挛有关。

（3）心血管保护作用：丝瓜络水煎剂对高血脂大鼠有降血脂作用，使大鼠的 TC 和 TG 降低，HDL–C 升高，且能减轻大鼠体重。此外，丝瓜络煎剂对急性缺血心肌有保护作用。丝瓜络水煎剂 10g/kg 灌胃给药 28 天能显著降低慢性心衰大鼠的心率、左室舒张末压和心脏重量指数，升高左室内压峰值。

（4）抑菌作用：丝瓜络煎剂体外试验对肺炎球菌、甲型链球菌、流感杆菌有抑制作用。乙醇浸剂对肺炎球菌、甲乙型链球菌有抑制作用，但鲜汁无此作用。

（5）其他作用：丝瓜络有镇静作用、利尿消肿作用，还有抗病毒、免疫调节等作用。

25. 羊耳菊

【性味归经】辛，凉。入肝、肺、胃经。

【功效】祛风清热，解毒消肿。

【应用】羊耳菊外能散风，内能除湿，祛风解表之力较为缓和，治感冒发热、风湿痹痛、咽喉肿痛，轻症可单用，重症须与其他药合用。本品性凉，可清解火热毒邪，兼能消肿散结，适用于热毒所致咽喉肿痛、乳痈肿痛、痈疮疔毒等。

羊耳菊配苍术：两药皆有祛风湿除痹之功。羊耳菊长于祛风清热，止痹痛；苍术长于祛湿浊，燥脾湿。两药相合，有发汗祛风，除湿止痛之功，适用于外感风湿所致的头疼、身痛及痹证关节肿胀疼痛等。

【用法用量】30～60g；外用鲜品适量，捣敷患处。

【古籍摘要】

《湖南药物志》："疏风祛湿，行气，泻肝明目。治伤风头痛，风湿骨痛，腹泻，目痛，疟疾，痔疮，疥癣。"

《浙江民间常用草药》："祛风止痛，消肿解毒。治感冒头痛，乳腺炎，肺结核。"

《广西本草选编》："行气止痛，祛风消肿。治跌打损伤，感冒风寒，慢性气管炎，慢性肝炎，慢性胃炎，月经不调，痛经，下肢溃疡，毒蛇咬伤溃烂。"

【现代研究】本品有抑菌、抗炎镇痛的作用。

（1）抑菌作用：羊耳菊有体外抑菌作用，白色葡萄球菌对羊耳菊水煎液高度敏感，金黄色葡萄球菌、卡他球菌、大肠杆菌、绿脓杆菌中度敏感。

（2）抗炎镇痛作用：羊耳菊醇提物 5g/kg 灌胃给药能显著抑制二甲苯所致小鼠耳肿胀及醋酸所致小鼠腹腔毛细血管通透性增高，减少醋酸致小鼠 20 分钟内扭体次数，提高热板致痛小鼠的痛阈值。

26. 南五加皮

【性味归经】辛、苦，温。入肝、肾经。

【功效】祛风除湿，补益肝肾，强筋壮骨，利水消肿。

【应用】南五加皮功善祛风湿、通经络、健筋骨、起痿弱，故风湿痹痛、关节不利等适用。本品入肝、肾经，既能外散风湿之邪，又能温补肝肾、坚筋骨，故适用于肝肾不足之筋骨痿软或小儿行迟，肾阳虚所致的阳痿、腰脊冷痛等。本品尚能利水消肿，用于皮肤水肿、脚气等。

（1）南五加皮配威灵仙：两药均有祛风胜湿之功。南五加皮长于补肝肾、强筋骨；威灵仙善于通经络。两药配伍，可增强祛风湿、强筋骨、止痹痛的功效，用于肝肾不足之筋骨痿软、屈伸不利等。

（2）南五加皮配杜仲：两药均能补肝肾、强筋骨。南五加皮还能祛风除湿。两药相配，则增强祛风湿、补肝肾、强筋骨的功效，用于肝肾亏虚或兼风寒湿所致的腰痛及关节酸软疼痛等。

（3）南五加皮配茯苓皮：二者均可利水消肿，合用利水消肿之力增强，适用于水湿内盛所致的下肢水肿或一身悉肿、小便不利等。

【用法用量】5～10g。

【古籍摘要】

《神农本草经》："益气疗躄，小儿不能行。"

《名医别录》："疗男子阴痿，囊下湿，小便余沥，女人阴痒及腰脊痛，两脚疼痹风弱，五缓虚羸，补中益精，坚筋骨，强志意。"

《医林纂要》："坚肾补肝，燥湿行水，活骨疏筋，为治风痹湿痹良药。"

【现代研究】本品具有抗炎、镇痛、镇静作用，并能抗肿瘤、抗溃疡，有一定的抗排异作用。

27. 狗脊

【性味归经】苦、甘，温。入肝、肾经。

【功效】祛风湿，补肝肾，强腰膝。

【应用】狗脊既能补肝肾、强腰脊、坚筋骨，又能祛风散寒除湿，用于肝肾不足又兼风寒湿邪之风湿痹痛，尤宜于腰脊强痛、酸软无力、俯仰不利者。本品功能补肝肾，尚有温补固摄的作用，故亦可用于治疗肾气不固之小便不禁，以及妇女带下等。

（1）狗脊配萆薢：狗脊祛风湿，补肝肾，强腰膝；萆薢祛风利湿除痹。两药相配，既能祛风湿，又能补肾壮腰，适用于年老体弱，感受风湿所致的腰背酸痛、腰膝酸软及周身沉重疼痛等。

（2）狗脊配续断：两药皆有祛风湿、补肝肾、强筋骨的作用。狗脊长于祛风湿，除痹痛；续断长于补肾强筋壮骨，兼能通利血脉。两者相须为用，适用于肝肾不足，感受风湿所致的腰脊疼痛、足膝酸软等。

（3）狗脊配补骨脂：狗脊祛风除湿，强壮筋骨；补骨脂温补肾阳。二药合用，祛风湿、补肝肾、强筋骨之力增强，适用于腰膝虚寒冷痛、足膝软弱无力及遗尿尿频等。

（4）狗脊配杜仲：狗脊补肾壮骨，祛风而除寒湿；杜仲补益肝肾，强腰膝。二者合用，祛风湿，补肝肾，强筋骨，适用于老年人肝肾偏虚之寒湿痹痛、腰痛、下肢不利等。

【用法用量】6～12g。

【使用注意】肾虚有热之小便不利或短涩黄赤、口苦舌干者慎用。

【古籍摘要】

《神农本草经》："狗脊，味苦，平。主腰背强，机关缓急，周痹寒湿膝痛，颇利老人。"

《本草求真》："因其味苦，苦则能以燥湿。又因其味甘，甘则能以益血。又因其气温，温则能以补肾养气。盖湿除而气自周，气周而溺不失，血补而筋自强，筋强而风不作，是补而能走之药也。故凡一切骨节诸疾，有此药味燥入，则关节自强，而俯仰亦利。"

《本草纲目拾遗》："金狗脊止诸疮血出，治顽痹，黑色者杀虫更效。"

【现代研究】本品有抗炎镇痛、止血、心肌保护及抗骨质疏松等作用。

（1）抗炎镇痛作用：狗脊水煎剂可改善佐剂性关节炎大鼠及肾阳虚佐剂性关节炎大鼠血液流变性，改善关节微循环，且砂烫炮制后作用增强。生狗脊醇提物具有镇痛作用。

（2）止血作用：狗脊及其不同炮制品均有抑制血小板聚集作用，其作用的强度为砂烫品 > 盐制品 > 酒蒸品 > 单蒸品 > 生品。金毛狗脊有促凝作用，可使优球蛋白溶解延长半小时以上。

（3）心肌保护作用：狗脊水煎醇沉液能增加心肌血流量，有连续给药的蓄积作用。

（4）抗骨质疏松作用：狗脊及其不同炮制品水煎液均有抗骨质疏松作用，其作用的强度为砂烫品 > 酒制品和盐制品 > 蒸制品 > 生品。狗脊提取物可提高骨强度，防止骨小梁微结构恶化，提示狗脊提取物对骨质疏松症的预防和治疗有一定作用。

28. 千年健

【性味归经】苦、辛，温。入肝、肾经。

【功效】祛风湿，壮筋骨。

【应用】千年健走窜之性较强，故能宣通经络、祛风逐痹，其祛风湿、强筋骨、通络壮筋之力甚强，止痛之功亦佳，常用于肝肾不足，风湿痹痛，尤其多用于老年人肝肾不足、筋骨无力、手足麻木者，前人有"风气痛，老人最宜食此药"之说。

千年健配地枫皮：千年健辛散苦燥温通，既能祛风湿，又能入肝肾强筋骨；地枫皮可祛风除湿，活血通络止痛。二者配伍，可增强祛除筋骨间风湿邪气的作用，适用于风湿痹证之腰膝冷痛、下肢拘挛麻木等。

【用法用量】5～10g。

【使用注意】阴虚内热者慎服。

【古籍摘要】

《本草纲目拾遗》："壮筋骨，止胃痛，酒磨服。"

《本草求原》："祛风，壮筋骨，已劳倦。"

《草药新纂》："治妇人月经过多及痛经，疗血痢，肠痛。"

【现代研究】本品有抗炎、镇痛、抗凝血及强筋健骨作用。

29. 天山雪莲

【性味归经】微苦，温。入肝、肾经。

【功效】温肾助阳，祛风胜湿，通经活血。

【应用】天山雪莲能祛风胜湿，尤宜于风湿痹证而寒湿偏胜者。其入肝肾经，药性温热，可助阳起痿，多用于治疗肾虚阳痿、腰膝酸软、筋骨无力等。本品还能活血通经，调理冲任，用于治疗寒凝血脉之宫冷不孕、小腹冷痛、月经不调、经闭、痛经等。

【用法用量】3～6g，水煎或酒浸服。外用适量。

【使用注意】孕妇忌用。

【古籍摘要】

《本草纲目拾遗》："能补阴益阳，治一切寒证。治痘不起发及闷痘闷痘，用一瓣入煎药中。"

《新疆中草药》："祛风胜湿，通经活血。"

《全国中草药汇编》："活血通经，散寒除湿，强筋助阳。主治风湿性关节炎，肺寒咳嗽，小腹冷痛，闭经，胎衣不下，阳痿。"

30. 鹿衔草

【性味归经】甘、苦，温。入肝、肾经。

【功效】祛风湿，强筋骨，止血，止咳。

【应用】鹿衔草既能祛风湿，又能入肝肾而强筋骨，常用于风湿痹痛，日久不愈，肾虚腰痛，腰膝无力者。本品尚有止血作用，治疗月经量多，崩漏下血，肺痨咯血，外伤出血等。本品还能补益肺肾而定喘嗽，治肺虚久咳或肾不纳气之虚喘。

（1）鹿衔草配骨碎补：鹿衔草甘苦性温，入肝、肾二经，功能祛风湿、强筋骨；骨碎补苦温，亦入肝、肾二经，功能活血续伤、补肾强骨。两药合用，可以增强补肝肾、强筋骨、祛风湿之功，善治骨痹，适用于风湿痹痛，腰膝酸软无力。

（2）鹿衔草配白芍：鹿衔草补肾止血；白芍养血柔肝。两药配伍，肝肾兼顾，相得益彰，共收补养肝肾、养血止血之功，适用于肝肾不足，冲任不固所致的妇科出血证等。

（3）鹿衔草配马鞭草：鹿衔草补肝肾兼止血；马鞭草活血散瘀，清湿热，凉血解毒。两药合用，消中兼补，相辅相成，共奏清热化瘀止血之功，适用于月经量多、崩漏、经断复来、产后恶露不绝属湿热或有瘀热者。

（4）鹿衔草配石韦：鹿衔草补肾止血，兼祛风湿；石韦清利湿热。两药合用，补而不壅滞，清利而不伤正，共奏补肾、清湿热、固摄肾精之功，适用于肾虚水肿、白浊及肾虚兼夹湿热之淋证。

（5）鹿衔草配豨莶草：鹿衔草可祛风湿，强筋骨；豨莶草功善祛风湿，利关节，能搜风通络。两药配伍，共奏益肝肾、祛风湿、除痹痛之功，适用于肝肾不足、肝阳化风所致之头目眩晕，以及风湿痹痛等。

【用法用量】9～15g。

【使用注意】阴虚火旺者慎用。

【古籍摘要】

《滇南本草》:"添精补髓,延年益寿。治筋骨疼痛,痰火之症。"

《四川中药志》:"强筋壮骨,祛风除湿,补虚劳,止惊悸、盗汗。治筋骨酸软,各种出血,风湿关节痛,惊痫吐舌及鼠瘘、痈肿等。"

《湖南药物志》:"活血止血。治金创出血,一切蛇虫犬咬伤。"

31. 石楠叶

【性味归经】辛、苦,平;有小毒。入肝、肾经。

【功效】祛风湿,通经络,益肾气。

【应用】石楠叶辛散苦燥,能祛风除湿、通经活络,多用于治疗风湿日久而见肾虚腰酸脚弱者。本品入肝肾二经,补益肾气,适用于肝肾不足,下元虚损所致的男子阳痿、女子宫寒者。本品辛散,能祛风止痛,可治头风头痛;又能祛风燥湿而止痒,常用于治疗风疹瘙痒。

石楠叶配淫羊藿:石楠叶功能祛风湿,通经络,益肾气;淫羊藿功能补肾壮阳,强筋健骨,祛风除湿。两药配伍,可以增强补肾阳、强筋骨、祛风通络的功效,用于治疗肝肾不足所致的风湿痹痛、腰膝酸软无力等。

【用法用量】4.5～9g。

【古籍摘要】

《本草纲目》:"石楠,古方为治风痹肾弱要药,今人绝不知用,识者亦少,盖由甄氏《药性论》有令阴痿之说也。殊不知服此药者,能令肾强,嗜欲之人,借此放恣,以致痿弱,归咎于药,良可慨也。"

《本草从新》:"石楠叶祛风通利,是其所长,补肾之说,未可信也。"

《本经逢原》:"辛、苦,平,无毒。〈本经〉主养肾气,内伤阴阳,利筋骨皮毛。"

参考文献:

[1] 陶王芝,陶站华,王晓惠,等.中药知母对小鼠免疫功能的影响[J].黑龙江医药科学,2002,25(3):7-8.

[2] 傅旭春，蒋芳萍，范珈祯，等．豨莶草对单克隆抗体组合诱导的小鼠类风湿关节炎作用 [J]．浙江大学学报（医学版），2013，42（5）：556-560.

[3] 谭兴起，金婷，瞿发林．络石藤三萜总皂苷对小鼠镇静催眠作用的实验研究 [J]．解放军药学学报，2014，30（1）：34-36.

[4] 谭兴起，郭良君，孔飞飞，等．络石藤三萜总皂苷抗疲劳作用的实验研究 [J]．解放军药学学报，2011，27（2）：128-131.

[5] 崔英杰．芹菜素对自发性高血压大鼠心血管重塑的保护作用 [J]．中国药物与临床，2013，13（5）：602-603.

[6] 徐梦丹，王青青，蒋翠花．络石藤降血脂及抗氧化效果研究 [J]．药物生物技术，2014，21（2）：149-151.

[7] 靳文德．络石藤饮治疗痛风性关节炎 36 例 [J]．实用中医药杂志，2013，29（10）：831-832.

[8] 蒲旭辉，康白，韩慧蓉，等．丝瓜络对慢性心力衰竭大鼠心功能的作用 [J]．时珍国医国药，2011，4（22）：1020-1022.

[9] 许莉莉，康白，韩慧蓉，等．丝瓜络对慢性充血性心衰模型大鼠利尿作用及机制的研究 [J]．山东中医杂志，2010，11（29）：778-779.

[10] 莫佳佳，徐慕蝶，杨丹丹，等．侗族药羊耳菊醇提物抗炎镇痛作用的实验研究 [J]．中国实验方剂学杂志，2012，11（18）：258-260.

[11] 徐钢，孙娜，赵敏杰，等．狗脊不同炮制品水煎液抗维甲酸致雄性大鼠骨质疏松症研究 [J]．中国中药杂志，2014，39（6）：1011-1015.

[12] 李天清，雷伟，马真胜，等．狗脊提取物对去势大鼠抗骨质疏松活性的试验研究 [J]．中国骨质疏松杂志，2014，20（7）：736.

[13] 李云霞，高春华．中药羌活化学成分及药理作用研究进展 [J]．辽宁中医学院学报，2014，6（1）：22-23.

[14] 秦彩玲，张毅．中药羌活有效成分的筛选实验 [J]．中国中药杂志，2000，25（10）：239.

第二节 常用方剂

1. 黄芪桂枝五物汤

【出处】《金匮要略》。

【组成】黄芪 9g，芍药 9g，桂枝 9g，生姜 18g，大枣 4 枚。

【功效主治】益气温经，和营通痹。治血痹之证，阴阳俱微，寸口关上微，尺中小紧，外证身体不仁，如风痹状。

【方解】本方主治血痹证，其状以肌肉麻木不仁为主或兼有轻微酸痛，脉微涩而紧，血行障碍，有如风痹之症状。本方是桂枝汤去甘草，倍生姜，加入黄芪而成。方中黄芪补气行血；桂枝既达肌腠，又入血分，既活血和营，又祛风通络。黄芪配伍桂枝，既益气活血，又能祛风除痹，相使为用。白芍酸寒，养血敛阴，配桂枝则活血通络，桂枝得白芍则祛风而不燥。生姜、大枣辛甘以鼓舞脾阳，滋气血生化之源。

【名家论述】

《金匮要略方论本义》："在风痹可治，在血痹亦可治也。以黄芪为主固表补中，佐以大枣；以桂枝治卫升阳，佐以生姜；以芍药入荣理血，共成厥美，五物而营卫兼理，且表营卫、里胃阳亦兼理矣。推之中风于皮肤肌肉者亦兼理矣，固不必多求他法也。"

《金匮方歌括》："此即桂枝汤去甘草之缓，加黄芪之强有力者，于气分中调其血，更妙倍用生姜以宣发其气，气行则血不滞而痹除。此夫唱妇随之理也。"

【煎服方法】上药以水六升，煮取二升，温服七合，日三服。

2. 趁痛散

【出处】《经效产宝》。

【组成】牛膝、当归、肉桂（去皮）、白术、黄芪各 15g，薤白 7.5g，独活 15g，生姜 15g，炙甘草 7.5g。

【功效主治】益气补血，温经止痛。主治产后遍身疼痛者。

【方解】方中当归养血和营，黄芪、白术、甘草温阳益气，助脾运化，以资气血生化之源。独活、牛膝养肝补肾，则筋骨自健，关节络利。少用肉桂、薤白，取其温通之性，温阳益气，行血止痛。产后气血耗伤，故肉桂、薤白用量宜少，以免耗伤阴血。于湿胜之时，可以苍术易白术；于产后痹轻症，常以桂枝易肉桂，防肉桂大辛大热，耗伤阴血，用桂枝辛散温通，外行肌表而奏解表之效，内行血脉而有祛瘀之功。

【名家论述】

《医略六书》："产后气弱血亏，寒邪袭入经络，不能统运营气于一身，故遍身疼痛不休。方中当归养血，营一身之经脉；黄芪补气，运一身之卫阳；白术健脾补气以生血；官桂温通经脉以散寒；独活通经络；牛膝壮筋脉；炙草益胃和中；生姜温胃散邪；薤白温通阳气，以活血脉。酒丸酒下，使脉气流通，寒邪外解，经脉融和，身痛蠲除。"

《三因极一病证方论》："产后遍身疼痛者何？答曰：产后百节开张，血脉流走，遇气弱，则经络分肉之间，血多留滞，累月不散，则骨节不利，筋脉急引，故腰背不得转侧，手脚不能动摇，身热头痛也。若医以为伤寒治之，则汗出而筋脉动摇，手足厥冷，变生他病。但服趁痛散，以默除之……趁痛散不特治产后气弱血滞，兼能治太阳经感风头痛，腰背痛，自汗发热。若其感寒伤食，忧恐惊怒，皆致身疼，发热头痛，况有蓐劳诸证尤甚，趁痛散皆不能疗，不若五积散入醋煎用却不妨。"

《严氏济生方》："产后遍身疼痛者何？答曰：因产走动血气，升降失其常度，留滞关节，筋脉引急，是以遍身疼痛，甚则腰背强硬，不能俯仰，手足拘挛，不能伸屈。或身热头痛。不可作他病治，但服趁痛散，循流血气，使筋脉舒畅，疼痛自止，俯仰得其所矣。"

【煎服方法】上药研为粗末，每服 15g，用水 750mL，煎至 300mL，去滓，分两次热服。

3. 独活寄生汤

【出处】《备急千金要方》。

【组成】独活 9g，桑寄生 6g，杜仲 6g，牛膝 6g，细辛 6g，秦艽 6g，茯苓 6g，肉桂心 6g，防风 6g，川芎 6g，人参 6g，甘草 6g，当归 6g，芍药 6g，干地黄 6g。

【功效主治】益肝肾，补气血，祛风湿，止痹痛。

【方解】方中重用独活为君，辛苦微温，善治伏风，除久痹，且性善下行，以祛下焦与筋骨间的风寒湿邪。臣以细辛、防风、秦艽、桂心。细辛入少阴肾经，长于搜剔阴经之风寒湿邪，又除经络留湿；秦艽祛风湿，舒筋络而利关节；桂心温经散寒，通利血脉；防风祛一身之风而胜湿。君臣相伍，共祛风寒湿邪。本证因痹证日久而见肝肾两虚，气血不足，遂佐入桑寄生、杜仲、牛膝以补益肝肾而强壮筋骨，且桑寄生兼可祛风湿，牛膝尚能活血以通利肢节筋脉；当归、川芎、地黄、白芍养血和血，人参、茯苓、甘草健脾益气。以上诸药合用，具有补肝肾、益气血之功。且白芍与甘草相合，尚能柔肝缓急，以助舒筋。当归、川芎、牛膝、桂心活血，寓"治风先治血，血行风自灭"之意。甘草调和诸药，兼使药之用。纵观全方，以祛风寒湿邪为主，辅以补肝肾、益气血之品，邪正兼顾，祛邪不伤正，扶正不留邪。

【名家论述】

《成方便读》："此亦肝肾虚而三气乘袭也。故以熟地黄、牛膝、杜仲、寄生补肝益肾，壮骨强筋。归、芍、川芎和营养血，所谓治风先治血，血行风自灭也。参、苓、甘草益气扶脾，又所谓祛邪先补正，正胜则邪自除也。然病因肝肾先虚，其邪必乘虚深入，故以独活、细辛之入肾经，能搜伏风，使之外出；桂心能入肝肾血分而祛痰，秦艽、防风为风药卒徒，周行肌表，且又风能胜湿耳。"

《赤水玄珠》："治肝肾虚弱，感风湿致痹，两经缓纵，痹弱不仁……治足三阴虚，风湿所侵，腰膝历节作痛。"

《产科心法》："产后腰痛：产后未有不伤肾者，腰痛皆是肾虚……又或风冷客于下部，必上连脊背，下连腿膝，乃用独活寄生汤，甚加附子以温散。"

《医略六书》："产后血室空虚，邪气陷伏而下注于脚，故脚弱疼痛，谓之脚气。熟地黄补血以荣肝肾，独活疏邪以宣通经络，当归养血荣经，白芍敛阴和血，川芎行血中之气，官桂散营中之寒，茯苓渗湿和脾，杜仲强腰补肾，寄生祛痹强腰脚，牛膝下行壮筋骨。水煎温服，使血气内充，则筋脉滋荣而寒邪自散。"

《医方集解》："此足少阴、厥阴药也。独活、细辛入少阴，通血脉，偕秦艽、防风疏经升阳以祛风；桑寄生益气血，祛风湿，偕杜仲、牛膝健骨强筋而固下；芎、归、芍、地所以活血而补阴；参、桂、苓、草所以益气而补阳。辛温以散之，甘温以补之，使血气足而风湿除，则肝肾强而痹痛愈矣。"

《千金方衍义》："风性上行，得湿沾滞，则留着于下，而为腰脚痹重，非独活、寄生无以疗之。辛、防、秦艽、独活之助，牛膝、杜仲、寄生之佐，桂、苓、参、甘以补其气，芎、芍、地以滋其血，血气旺而痹着开矣。"

【煎服方法】以水 1L，煮取 300mL，分两次服。

4. 如神汤

【出处】《妇人大全良方》。

【组成】当归、桂心各等份。

【功效主治】腰痛。

【名家论述】

《叶天士女科》："产后遍身疼痛，因气血走动，升降失常，留滞于肢节间，筋脉引急，或手足拘挛不能屈伸，故遍身肢节走痛，宜趁痛散，若瘀血不尽，流于遍身，则肢节作痛，宜如神汤。"

【煎服方法】上药为末，每服 6g，温酒调下。

5. 宣痹汤

【出处】《温病条辨》。

【组成】防己 15g，杏仁 15g，滑石 15g，连翘 9g，山栀子 9g，薏苡仁 15g，半夏 9g，晚蚕沙 9g，赤小豆皮 9g。痛甚，加片姜黄、海桐皮。

【功效主治】清热宣痹。主治湿热痹，寒战热炽，骨节烦疼，面目萎黄，舌色灰滞。

【方解】宣痹汤中以防己为主，入经络而祛经络之湿，通痹止痛；配伍杏仁开宣肺气，通调水道，助水湿下行；滑石利湿清热，赤小豆、薏苡仁淡渗利湿，引湿热从小便而解，使湿行热去；半夏、蚕沙和胃化浊，制湿于中，蚕沙尚能祛风除湿、行痹止痛；薏苡仁还有行痹止痛之功；合用片姜黄、海桐皮宣络止痛，助主药除痹之功；更用山栀、连翘泻火、清热解毒，助解骨节热炽烦痛。全方用药，通络、祛湿、清热俱备，分消走泄，配伍周密妥当。

【煎服方法】上药用水 1.6L，煮取 600mL，分三次温服。

6. 身痛逐瘀汤

【出处】《医林改错》。

【组成】秦艽 15g，川芎 10g，桃仁 10g，红花 10g，甘草 5g，羌活 10g，没药 5g，当归 15g，五灵脂 10g，牛膝 15g，香附 10g，地龙 10g。

【功效主治】活血祛瘀，疏风除湿，通痹止痛。用于气血闭阻经络所致的肩痛、臂痛、腰痛、腿痛或周身疼痛，经久不愈。

【方解】方中当归、川芎、红花、桃仁活血化瘀，秦艽、羌活祛风除湿，没药、五灵脂、香附行血止痛，牛膝、地龙疏通经络以利关节，甘草调和诸药。若身痛较甚，脉络青紫者，酌加鸡血藤、桂枝以增强活血行瘀、温经通络止痛之效。

【名家论述】

《医林改错注释》："方中秦艽、羌活祛风除湿，桃仁、红花、当归、川芎活血祛瘀，没药、灵脂、香附行气血，止疼痛，牛膝、地龙疏通经络以利关节，甘草调和诸药。"

【煎服方法】水煎服。

7. 附子汤

【出处】《宣明论方》。

【组成】附子 10g，防风 10g，独活 15g，细辛 3g，萆薢 15g，山茱萸 15g，牛膝 15g，肉桂 5g，川芎 10g，白术 15g，枳壳 10g，石菖蒲 15g，菊

花 5g，天麻 10g，丹参 10g，当归 10g，黄芪 5g。

【功效主治】肾脏风寒湿痹，腰脊疼痛，不得俯仰，两脚冷，受热不遂，头昏，耳聋，音浑。

【方解】方中附子通行十二经脉，大辛大热，温阳散寒疗痹痛为主药。防风、独活、细辛、萆薢祛风散寒除湿，使风寒之邪得以外解；山茱萸、牛膝、肉桂益肾温阳。以上共为辅药。川芎、当归、丹参活血通络，黄芪、白术、枳壳补气健脾行气，石菖蒲祛湿通窍，菊花清利头目，天麻祛风通络，共为佐药。生姜辛温发散，散寒通络为使药。诸药相伍，以行其温阳补肾、散寒祛风湿、通经止痛之能。

【名家论述】

《校正素问精要宣明论方》："骨痹证，（主肾弱）身寒，大衣不能热，肾脂枯涸不行，髓少筋弱，冻栗，故挛急。附子汤主之，治肾脏风寒湿，骨痹腰脊疼，不得俛仰，两脚冷，受热不遂，头昏耳聋音浑。"

【煎服方法】上为末，每服 3 钱，水 1 大盏，加生姜 5 片，煎至 7 分，去滓温服，日 3 次，不拘时服。

8. 右归饮

【出处】《景岳全书》。

【组成】熟地黄 9～30g，山药 9g，枸杞子 9g，山茱萸 6g，炙甘草 3g，肉桂 3g，杜仲 9g，制附子 6g。

【功效主治】温补肾阳。治肾阳不足，阳衰阴胜，腰膝酸痛，神疲乏力，畏寒肢冷，咳喘，泄泻，脉弱；以及产妇虚火不归原而发热者。

【方解】方中以熟地黄甘温滋肾填精为主药；以山茱萸、枸杞子养肝血，合主药以大滋肝肾；山药、甘草补中益脾，以助生化之源；杜仲强腰膝，壮筋骨；肉桂、附子温阳散寒，合主药又能扶阳化气。综合诸药，可使"阴平阳秘，精神乃治"。

【名家论述】

《妇人规》："产后有阴虚发热者，必素禀脾肾不足，及产后气血俱虚，故多有之。其证则倏忽往来，时作时止，或昼或夜，进退不常，或精神困倦，怔忡恍惚，但察其外无表证，而脉见弦数，或浮弦豁大，或微细无力。其来也渐，非若他证之暴至者，是即阴虚之候。治当专补真阴，宜小营煎、三阴煎、五阴煎之类，随宜主之。若阴虚兼火而微热者，宜一阴煎。若阴虚兼火之甚而大热者，宜加减一阴煎。若阴虚火盛，热而多汗者，宜当归六黄汤。若阴中之阳虚，火不归原而热者，宜大营煎、理阴煎、右归饮之类主之。若血虚阳不附阴，烦热作渴者，宜人参当归汤。若气血俱虚，发热烦躁，面赤作渴，宜八珍汤、十全大补汤。若热甚而脉微者，宜急加桂、附，或认为火，则祸在反掌。"

《罗氏会约医镜》："治阳亏于下，以致脾困于中，肺困于上，而为喘促、泄泻、畏寒、脉弱、咳嗽不已者。但补其阳，而嗽自止……如血少，腰膝软痛者，加当归二钱，即八味地黄丸亦妙。"

【煎服方法】用水 400mL，煎至 250mL，空腹时温服。

9. 逍遥散

【出处】《太平惠民和剂局方》。

【组成】柴胡 10g，白芍 10g，炙甘草 5g，当归 10g，茯苓 10g，白术 10g，煨姜 10g，薄荷 5g。

【功效主治】疏肝解郁，健脾养血。主治肝郁血虚证，两胁作痛，寒热往来，头痛目眩，口燥咽干，神疲食少，月经不调，乳房作痛，舌淡红，脉弦而虚。

【方解】方中柴胡疏肝解郁；当归、白芍养血柔肝，与柴胡合用，疏养并用，使肝气条达，肝血得养，气血调和；白术、茯苓益气健脾，以防肝木克犯脾土；再加薄荷少许，以助柴胡疏肝解郁之力；干姜和中益胃；甘草调和诸药。诸药合用，使肝气得疏，肝血得养，脾虚得补，则诸症自解。

【名家论述】

《太平惠民和剂局方》："治血虚劳倦，五心烦热，肢体疼痛，头目昏重，心悸颊赤，口燥咽干，发热盗汗，减食嗜卧，及血热相搏，月水不调，脐腹胀痛，寒热如疟，又疗室女血弱阴虚，荣卫不和，痰嗽潮热，肌体羸瘦，渐成骨蒸。"

《医宗金鉴·删补名医方论》："五脏苦欲补泻，云肝苦急，急食甘以缓之。盖肝性急善怒，其气上行则顺，下行则郁，郁则火动而诸病生矣。故发于上则头眩耳鸣，而或为目赤；发于中则胸满胁痛，而或作吞酸；发于下则少腹疼疝，而或溲溺不利；发于外则寒热往来，似疟非疟。凡此诸证，何莫非肝郁之象乎？而肝木之所以郁，其说有二：一为土虚不能升木也，一为血少不能养肝也。盖肝为木气，全赖土以滋培，水以灌溉。若中土虚，则木不升而郁；阴血少，则肝不滋而枯。方用白术、茯苓者，助土德以升木也；当归、芍药者，益荣血以养肝也；薄荷解热，甘草和中。独柴胡一味，一以为厥阴之报使，一以升发诸阳。经云：木郁则达之。遂其曲直之性，故名曰逍遥。若内热、外热盛者，加丹皮解肌热，炒栀清内热，此加味逍遥散之义也。"

《产鉴》："产后虚极生风者，妇人以荣血为主，因下血太多，气无所主，唇青，肉冷，汗出，目眩，神昏，命在须臾者，虚极生风也，应急服济危上丹，若以风药治之则误也。薛立斋曰：前证属血气俱虚者，用十全大补汤；如不应，加附子、钩藤钩。若肝经血虚，用逍遥散加钩藤钩。"

【煎服方法】上为粗末，每服 6g，用水 300mL，加烧生姜 1 块切破，薄荷少许，同煎至 210mL，去滓热服，不拘时服。

10. 三痹汤

【出处】《妇人大全良方》。

【组成】独活 3g，防风 9g，人参 6g，黄芪 9g，茯苓 9g，甘草 3g，当归 9g，川芎 6g，白芍 9g，生地黄 9g，杜仲 9g，川牛膝 9g，续断 9g，桂心 3g，细辛 3g，秦艽 9g，生姜 3 片，大枣 2 枚。

【功效主治】祛风湿，止痹痛，益肝肾，补气血。主治气血凝滞，手足拘挛，风寒湿三痹。

【方解】本方为独活寄生汤去桑寄生，加黄芪、续断而成。方中独活、细辛祛风胜湿，逐痹止痛；归、芎、芍、熟地黄，补阴活血；杜仲、续断、牛膝强腰膝，壮筋骨；黄芪、人参、茯苓、甘草益气健脾；桂心祛寒止痛；秦艽、防风祛寒胜湿，是以气血充足，则邪自除矣。

【名家论述】

《妇人大全良方》："夫妇人风痹者，由风、寒、湿三气合而为痹。风多者为风痹，其状肌肤尽痛。诸阳之经皆起于手足而循行于身体，风寒之气客于肌肤，始为痹。复伤阳经，随其虚处而停滞，与血气相搏，血气行则迟缓，使机关弛纵，故风痹而复手足不随也。"

【煎服方法】上为末，每服五钱，水二盏，姜三片，枣一枚，煎至一盏，去滓热服，无时候，但腹稍空服。

11. 川乌头散

【出处】《太平圣惠方》。

【组成】川乌头半两（炮裂，去皮脐），甘草半两（炙微赤，剉），细辛半两，川椒半两（去目及闭口者，微炒去汗），干姜一两（炮裂，剉），赤茯苓二两，防风二两（去芦头），当归一两（剉，微炒），秦艽一两半（去苗），附子一两半（炮裂，去皮脐），桂心一两半，赤芍一两半，独活二两，牛膝一两半（去苗）。

【功效主治】祛寒湿，蠲痹痛。主治妇人风痹疼痛，四肢不遂。

【煎服方法】上药捣筛为散，每服三钱，以水一中盏，入枣三枚，煎至六分，去渣，不计时候温服。

第七章

产后痹的护理与调摄

产后痹是妇女产后最常见的疾病，如果治疗及时、得当，预后比较好，反之会导致病情反复发作，缠绵难愈。同时患者的思想情绪也往往会随着病情的进退而转化，因此，在研究产后痹治疗的同时，对产后痹的护理显然不能忽视。常言道"三分治，七分养"，说明在正确治疗产后痹的同时，一定要有恰当的护理密切配合，才能取得良好的疗效。有了恰当的护理，使患者能正确对待疾病，有战胜疾病的信心，而且对如何服药、如何锻炼等都有了正确的指导，则大大有利于产后痹患者的康复。

古籍《胎产指南》里曾指出产后有多种禁忌。如产后药物方面的禁忌：产妇气不顺，禁用枳壳、厚朴等耗药；产后身热，禁用芩、连、栀、柏等过于苦寒之品，恐寒凝致瘀；产后伤食，禁枳实、大黄、蓬、棱等；产后七日之内，禁用地黄、芍药，因酸收壅滞，不利于恶露排出；产后大便不通，禁用大黄、芒硝等峻下之品，恐伤阴液，产后气血已大伤，津血同源，恐加重病情。饮食方面也有讲究，如可致停血作痛的食物要忌，这类食物有梨、西瓜、绿豆、冷饭、荞麦、苋菜、生菜、苔菜等，鹅、犬、牛肉等；忌各种酒类、山楂汤、浓茶汁等，恐伤新血，或致血崩。《女科经论》也提到，产后戒食汤、戒饮酒、戒服童便、戒食鸡子伙盐、戒早行房、戒用风药发汗。由此可见，古代医家对妇女产后调护十分重视。

产后饮食调护宜忌理论在古代文献中也多有论述。如《胎产须知·产后须知十四条》中有六条涉及产妇饮食调理。根据产后妇女的生理病理特点，饮食宜忌应遵循如下原则：宜用食物首先应照顾胃气，养护气血生化之源；其次食物的性味、功能应该有助于恶露的排出。产妇肩负哺乳的特殊任务，而乳汁乃水谷精气所化，所以饮食调理尤其重要，现代医家多有报道。如鄢爱珍总结了治疗缺乳的常用食物，如猪蹄、细鱼、赤小豆、紫河车、甜米酒、鲤鱼、河虾、花生、黄花菜、莴苣，莴苣子、无花果、芝麻、葱白、豆腐，常用食疗方有猪蹄汤、涌泉粥、细鱼通草汤、赤小豆散、黄芪通草鸡等。张裕晨用鲫鱼芝麻汤治疗缺乳症 58 例，治愈 38 例，有效率 96.6%。治疗方法：将王不留行、通草用纱布包好，同鲜鲫鱼 1 条一起加水共煮汤约 1000mL，然后加入适量黑芝麻面和芫荽，气血虚弱者加黄芪、当归，气郁者加柴胡，连用 7 天。

西医学也注重产褥期的保健宣传，指出：①应保持环境清洁，空气清新，居室明亮。②注意个人卫生，勤换内衣，用温水淋浴或擦浴，大小便后谨记清洗外阴，以防发生感染。③产后适当活动，坚持做产后保健操，既有利于盆底肌及其筋膜的恢复，又可以增强产妇的免疫力及使产妇身心愉快。④进行计划生育指导，产褥期内禁止性生活，可有效降低妇科感染的概率，但同时也应注意哺乳期的避孕，在哺乳期性生活恢复后应采取适宜的避孕措施。⑤由于产后妇女特殊的生理变化，一些妇女误以为产后性生活次数少不会发生意外妊娠，从而忽视了采取有效避孕措施的重要性，使得产后一年内人工流产率远远高于育龄妇女人工流产率，进而给产妇和新生儿的健康带来风险。⑥产后检查，包括产后访视和产后健康检查。

刘经华认为产妇的护理主要应注意以下方面：①做好生活护理，提供安静舒适的环境，保证充足的休息和睡眠，减少不必要的打扰，避免敏感话题，防止受凉和感染。②建立良好的医患关系，医护人员应有耐心，帮助其消除负面情绪。③适时做好心理护理和健康宣教，如出现情绪抑郁、焦虑、紧张时，及时给予解释劝导，防止自杀、自伤。

由于产后抑郁症与产后痹常合并出现，且对病情的发展和预后均有很大的影响，故预防产后抑郁症的发生非常重要，陈良英等认为产后抑郁症的预防应做到以下几点：①加强产妇产前、产时、产后的教育和管理，医护人员对其进行积极耐心的指导，以减轻其心理负担。②发展强大的社会支持网络，丈夫及父母积极参与照顾产妇、婴儿，医护人员给予产妇鼓励及肯定，以提高其自信心。

一、护理

1. 情志护理

"恬淡虚无，真气从之，精神内守，病安从来。"早在《内经》中就有情志护理的内容，说明情志的调节在人类防病、治病、延年益寿中起了很大的作用。喜、怒、忧、思、悲、恐、惊七种情志变化，即"七情"，是人类对外界刺激因素在精神情志方面的反映，也是脏腑活动的情志表现。适度的情志能抒发情感，有益健康，但是七情太过，超过了机体自我调节范围，则导致气机逆乱而致病。

因此，应及时了解产后痹患者的精神动态、家庭环境、社会环境，帮助产妇调解各种矛盾，缓和人际关系；保证充足的睡眠和休息，避免过劳和过重的心理负担。同时，注意关心患者的心理健康，产后身体、生理、内分泌等发生一系列重大变化，严重者可能会出现抑郁、悲伤、沮丧、易激怒、烦躁等，所以家人应在这一时期给予产妇细心呵护。

由于临床上大部分产后痹患者伴有不同程度的抑郁焦虑状态，且本病又需较长时间才能痊愈，房定亚认为对于患者情绪的安抚是非常重要的一部分，需按照《灵枢·师传》"告之以其败，语之以其善，导之以其便，开之以其所苦"的指导思想，认真地开导患者，使患者树立战胜疾病的信心，从而提高疗效。

2. 饮食护理

产后饮食要求调补适宜，并注意提早服用一些预防疾病的药物。对初产后，饮食忌过热。"慎食热药、热面食，饮食当如人肌温温也"。忌过早进补，《备急千金要方·虚损》提到："凡产后七日，恶血未尽，不可服汤，候脐下块散，乃进羊肉汤。"若是暑月产乳，不注意防护也易致病。若因贪凉致病，"取凉太多得风冷，腹中积聚，百病竞起"，常到年老也不能治愈。因此，建议产妇在产褥期就服用一些调养之药，以预防各种疾病的发生，如服用"桃仁煎"或"四顺理中丸""羊肉汤"等。孙思邈指出："食能排邪，而安脏腑，悦神爽志，以资血气。若能用食平病，释情遣疾，可谓良工。"

另外，产后有多虚多瘀的特点，若饮食失当，则戕害脾胃，百病丛生。《胎产心法》中云："凡初产，其牛、羊、猪肉，鸡、鹅、鸭肉及蛋，并猪蹄、猪肾、绿豆凉粉、荞麦面食等类，一切滞气坚韧难化之物，及生冷腻滑，皆不宜食。"因新产后，脾胃气虚，生冷油腻坚硬等物难以消化，食之则脾胃运化不及，食而不化，致内伤脾胃而为病。另外，生冷之物寒凉，容易致瘀。

饮食要合理和均衡。若过于油腻，营养过剩，不利于消化系统的功能尽快恢复至产前；若过于清淡，导致营养不及，则影响产妇及幼儿身体健康。

3. 起居护理

慎避风寒。妇女在产后毛孔空疏，卫阳不固，最易受风寒侵袭，故防寒保暖非常重要。待产时、分娩时、生产后，需注意室内温度的调节，空调不宜过冷，风扇不宜对着产妇吹，开窗的穿堂风也应避免。产后不宜过早（一周内）洗发、吹发、洗澡，不宜用凉水，要用热水。不宜外出吹风淋雨，避免去寒凉之处。

起居饮食，殷勤敬畏。家人对产妇应该心怀敬畏，小心照顾。尤其作为丈夫，不可图一时之快而过早行房伤及产妇，"产后百日，极须殷勤忧畏，勿纵心犯触"。一旦触犯，则常患"褥风"或"脐下虚冷"证，即产后中风。因此孙思邈主张产后百日内要节欲，"凡产后满百日方可会合，不尔，至死虚羸，百病滋长，慎之"。《备急千金要方·虚损》指出产后气血不足，外邪易于入侵，稍有感触，就易致病。所以"产后，大须将慎"，应卧床休息，不宜过早操劳负重，以免发生产后血崩、阴挺下脱之证。

4. 既病防变

疾病发生后，必须正确认识疾病的原因和机理，掌握疾病由表入里、由浅入深、由简单到复杂的发展变化规律，争取治疗的主动权，以防止其传变。《素问·刺热》说："病虽未发，见赤色者刺之，名曰治未病。"《灵枢·逆顺》中谓："上工刺其未生者也；其次，刺其未盛者也……上工治未病，不治已病，此之谓也。"此两篇均强调在疾病发作之前，应把握时机，予以治疗，从而达到"治未病"的目的。如产后中暑发热，病势较急，若不及时治疗，可致阴阳离绝，危及生命，所以在症状较少且又较轻的阶段，就应及时发现，早期诊断治疗，可取得事半功倍的效果。又如产后汗证，若初病不及时治疗，及至汗出不止，则日久不瘥，甚至气随津脱，变生他疾。中医认为，血汗同源，汗多则易伤津，津伤血亏则易生他病。所以在起病之初，就应谨守病机，或益气固表敛汗，或益气养阴敛汗以防变。

5. 重视服药期间的护理

（1）忌过汗　产后痹虽发病诱因各有不同，但产妇在产褥期大都经过产后多汗过程，部分患者受传统"坐月子"习惯影响，在高温保暖过程中已经过多发汗，甚至有的患者以"过汗致虚"为发病的主要诱因。故此，在服用中药时更应忌发汗，"药后温覆，遍身漐漐微似有汗"是保证疗效的重要环节。

（2）忌空腹服药　产后体虚，中焦脾胃之运化功能相对较弱，即便是甘温补益之剂，亦不宜空腹服用，以防影响胃肠道功能。另外，空腹服药不利"药后温覆"及"漐漐微似有汗"。服药时间以饭后30～45分钟为佳。

（3）指导患者科学地自我调护　产后痹发病后，若能做到及时诊断、科学治疗、合理调护，病情会很快复原；反之，病情常因得不到良好控制而反复发作，迁延日久。故使患者了解本病的病因、治疗过程、饮食调护及劳逸禁忌等，是使患者最大限度地配合治疗、提高疗效及防止病情复发的好方法。

二、调摄

调摄即调理、摄养的意思，俗称调养。中医历来主张治未病，重视养生，《灵枢·本神》说："故智者之养生也，必顺四时而适寒暑，和喜怒而安居处，节阴阳而调刚柔，如是则邪僻不至，长生久视。"说明要预防疾病，就要顺应气候变化，调和情志，饮食起居有常。产后痹患者的调摄应注意以下几点：

1. 生活起居

产后注意保暖，使身体经常处于微微出汗的状态；室内既要通风，又不能让风直接吹向产妇的身体，尤其是夏天更应注意，切忌汗出当风；特别注意头部和足部的保暖，不能赤足行走，不要接触冷水；室内要保持干燥、卫生，避免潮湿，随气温变化增减衣被，衣物被服常换洗。

2. 饮食调养

多吃易于消化且又富含营养的汤类食物，如猪蹄汤、鲫鱼汤、鸡汤等；多吃高蛋白食物，如瘦肉、鸡蛋等；多吃补血类食物，如肝、枣、木耳、莲子等；也要多吃新鲜蔬菜和水果，以保持大便通畅。禁食寒凉食物和冷饮；禁食辛辣和肥腻食物。

3. 适当运动

在室内进行适当的活动，如做广播体操等，量力而行，不可过劳。如能行走，可在户外晒晒太阳，以防缺钙，或去公园散步，活动肢节，呼吸新鲜空气，陶冶情操，一举多益。如行动困难，亦可安心静养，练习腹式呼吸，也能调畅气机，增强免疫功能。

4. 心情舒畅

妇人产后内外环境发生变化，极易产生紧张、焦虑、烦躁、抑郁等情绪，家庭成员和医护人员都应做好患者思想工作，使其身心愉悦，增强战胜疾病的信心。产后痹如病程缠绵，更应坚持积极治疗，防止病情转化，增加痛苦。

三、转归与预后

产后痹的转归与预后，其关键取决于人体正气之盛衰、体质之强弱，与产妇年龄和感邪之浅深也有一定关系。

产后虽气血损伤，百脉空虚，但若素体强健，正气存内，即使感受风、寒、湿、热之邪，也受邪较轻，正能胜邪，稍经调理，易于治愈，预后较好。

若平时体质虚弱，由于产后气血亏耗，正气不足，腠理不密，内风与外风合邪相引则重，病位较深，正不胜邪，病邪易向内传变，病程长，治愈较难，预后较差。

产后痹的初期，卫阳不固，汗出津液外泄之时，外风极易乘虚而入，且血虚亦可生风，又有翕翕发热、汗出恶风、肢体酸痛等症状，一般易于忽视。若不及时治疗，极易与温、热邪相合，而成风温或风热之候。

若由寒湿之邪所致，一般起病缓慢，症状隐匿，病程较长，时轻时重，缠绵难愈，须树立信心，坚持治疗。

由于人的禀赋不同，体质强弱有异。若过服补益、辛温刚燥药物，寒湿郁久化热，可转化成为湿热痹阻证或热邪壅滞证。

若阳气衰微，不能行温煦之职，气血运行受阻，导致血瘀痰结，可发为瘀血痹阻证。久之则肌肉、筋骨、经脉、关节长期失养，关节变形，而成为尪痹，即"尻以代踵，脊以代头"的危重证候。

由上可知，病在表者易治，在里者难安。正如《素问·阴阳应象大论》中所说："故善治者治皮毛，其次治肌肤，其次治筋脉，其次治六腑，其次治五脏。治五脏者，半死半生也。"此教导人们未病先防，既病早治，将疾病消灭于萌芽状态。

参考文献

[1] 鄢爱珍.缺乳饮食疗法 [J].时珍国医国药，1999，10（1）：80-81.

[2] 张裕晨.鲫鱼芝麻汤治疗缺乳症58例 [J].中国民间疗法，2000，8（12）：142-143.

[3] 黄咏梅，程利南.产后避孕服务的研究进展 [J].中国妇幼健康研究，2008（2）：157-159.

[4] 刘经华.产后抑郁症的表现与护理 [J].继续医学教育，2012，26（10）：63-64.

[5] 陈良英，何仲.产后抑郁的危险因素及预防 [J].国外医学护理学分册，2004，23（1）：3.

[6] 韩淑花，杜丽妍，周彩云，等.房定亚教授论治产后痹 [J].环球中医药，2016，9（3）：232-233.

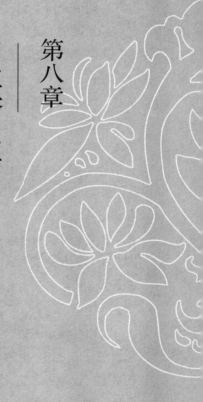

第八章

医案医话

第一节　古代医家医案医话

1.周慎斋治一妇，产后受湿，遍身疼痛，众以风药治之，遂致卧床不起，手足渐细。此产后气血虚，而风药愈损气血故也。治宜大补气血，用参、芪各钱半，防己五分，煎服愈。(《续名医类案》)

按：产妇产后气血亏虚，腠理疏空，易受外湿，湿邪痹阻筋骨、关节、肌肉，故遍身疼痛。众医遂以祛风湿药治之。祛风湿药，味多辛苦，性多温平，药性多燥，易耗伤阴血，气随血脱，产后本已气血亏虚，遂致卧床不起。气虚亏虚，筋骨失养，手足渐细，均因祛风湿药耗损气血之故。治宜大补气血，用参、芪各钱半，防己五分，煎服愈。(《医家秘奥》三书卷之一：一妇产后受湿，遍身疼痛，众以风药治之，遂致卧床不起，手足渐细。此产后气血虚，而风药愈损其气故也，治宜大补气血。用参、芪各一钱半，炙甘草、肉桂各一钱，当归三钱，防己五分，煎服愈。)参、芪、甘草，大补人体之元气，当归补血，肉桂温经散寒，防己祛风除湿，既扶正固本，又祛除邪气，故病向愈。

2.缪仲淳治王善长夫人，产后腿痛，不能行立，久之，饮食不进，困惫之极。诊之曰：此脾阴不足之候，脾主四肢，阴不足故病下体。向所饮药虽多，皆燥苦之剂，不能益阴。用石斛、木瓜、牛膝、白芍、枣仁为主，生地、枸杞、茯苓、黄柏为臣，甘草、车前为使，一剂辄效，四剂而起。(《续名医类案》)

按：脾阴思想源于《内经》，明代缪仲淳认为"脾胃为后天元气"之根基，侧重于研究脾胃阴液，提出"脾阴"学说，主张用甘寒滋润之品治脾，资其化源，以溉四脏，并创制了滋脾名方资生丸。引起脾阴虚的原因分为饮食、劳倦、情志、六淫、五脏虚损、医药误治等。脾阴虚的主要症状为"食少，腹胀，食后尤甚，大便溏薄或秘结、溏结不调，口干舌燥，形体消瘦，面色无华，倦怠乏力，手足心热，舌红少津，苔少或无，脉细无力"。

本例患者产后体虚，脏腑虚损，脾阴不足，脾主四肢、肌肉，脾阴不足病下体，故腿痛不能行立，脾阴不足则饮食不进，困惫之极。所服药虽多，但多是枯燥之剂，不能滋脾阴。石斛甘，微寒，生津益胃，滋阴清热；木瓜酸温，平肝舒筋，和胃化湿；牛膝苦、甘、酸，平，补肝肾，强筋骨，引药下行；白芍苦、酸，微寒，养血柔肝，敛阴止汗，缓中止痛，平抑肝阳；酸枣仁甘酸平，宁心安神，养肝，敛汗。以上酸甘寒化阴之品合为主药，养脾益胃。生地黄甘寒，清热凉血，养阴生津；枸杞子甘平，滋补肝肾；茯苓甘淡平，渗湿健脾；黄柏苦寒，清热燥湿。四药相合，既制约了黄柏苦寒伤阴，又助主药养脾阴益胃生津。甘草甘平，善入中焦，补益脾气，兼调和作用；车前甘寒利水，引药下走。二药为使药。诸药共同滋养脾阴，祛除病邪。

3.治臂腿之间，忽一两点痛若着骨不可忍。芫花根，研为细末，米醋调，随大小敷之立效。医云：此陶成一医者方，曾以治一妇人产后得此疾者，良验。但敷贴不住，须以纸花覆其上，用白绢扎定也。(《续名医类案》)

按：芫花根，味辛、苦，性温。归肺、脾、肝、肾经。逐水，解毒，散结。用于水肿，瘰疬，乳痈，痔瘘，疥疮，风湿痹痛。内服：煎汤，1.5～4.5g；捣汁或入丸、散。外用：适量，捣敷；或研末调敷；或熬膏涂。《分类草药性》谓："治风湿筋骨痛，跌打损伤。"臂腿之间疼痛，痛处固定，痛不可忍，为寒凝瘀滞经络，芫花根研为细末，米醋调敷，通络散结止痛，立效。妇人产后气血俱虚，易受寒邪，气血凝滞不通，痛不可忍，芫花根研为细末，米醋调敷，散寒通络散结止痛，可取得较好的效果。芫花根研末调敷，需用纸覆盖其上，用白绢扎牢固定。

4.薛立斋治一产妇，身腹作痛，发热不食，烦躁不寐，盗汗胁痛。服解散祛血之药，不时昏愦，六脉洪大无力。用补中益气加炮姜、半夏，一剂顿退二三，又剂饮食甘美。但背强而痛，用八珍散、十全大补汤调理而

安。(《续名医类案》)

按：产后阴血亏虚，血虚发热，阴虚盗汗，阴不敛阳则虚烦不寐，而不食则脾胃元气虚羸，生化无权，此时再服用活血化瘀药物则更加耗血散血，心神失养，出现神昏失神、脉洪大，若进一步发展则有发生血厥的危险。故以补益脾胃甘温之剂培补中气，化生气血，中焦调和则一通而百顺。

《三因方》记载，产后遍身疼痛者何？答曰：产后百节开张，血脉流走，遇气弱，则经络分肉之间血多留滞，累月不散，则关节不利，筋脉急引，故腰背不得转侧，手脚不能动摇，身热头痛也。以上所治产妇正为产后气血不足，脏腑俱虚所致身痛发热。脾胃虚弱则不食，血虚不能安养心神，故烦躁不寐。本病案误以为伤寒发热，用汗法解表治之，又用活血祛瘀法治之，两次误治使气血愈虚，而致患者不时昏愦；汗法亡阴，阳无所依，使六脉洪大无力。补中益气汤益气升阳，调补脾胃，切中病机，加炮姜、半夏暖脾胃，故服一剂病去二三，再进一剂则饮食甘美。唯背强而痛，用八珍散、十全大补汤补益气血，调理而安。

5.一产妇遍身头顶作痛，发热不食，脉浮紧，此风寒之症也，用五积散，一剂汗出而愈。但倦怠发热，此邪气去而真气虚也，用八珍汤调理而愈。(《续名医类案》)

按：此产妇遍身疼痛，头顶作痛，发热，脉浮紧，此为风寒外感之表现。风寒束表，卫气被遏，经络不畅，又兼风寒之邪本易导致血脉收引凝滞，故而遍身疼痛。头为诸阳之会，足太阳之经气行于头顶、枕、项，得风寒之收引，故头顶作痛。发热、脉浮紧亦为风寒束表之表现，故此为风寒外感之证。但患者拒食，此一则源于脾胃素虚，又遭寒损；二则源于脾胃有痰湿壅滞，气机不畅。故治疗时既要解表邪、散风寒，又要温脾胃、祛痰湿、行气机。治以五积散。方中白芷、麻黄祛风寒，解表邪；苍术、茯苓健脾祛湿；枳壳、厚朴、半夏、陈皮、桔梗行气化痰；当归、川芎、芍药养血；干姜、肉桂温中散寒。诸药共奏外解表邪、内祛痰湿之效，故而一剂汗出而愈。

患者本系产后，气血两虚，纳食又差，几近不食，气血受损，复感风寒，发汗解表而气血更虚，故而虚甚，而致倦怠发热。倦怠为气血虚损之表现。此发热为虚热，并非表邪所致，而是因为气血虚损，邪去而真气虚之故。常有医家一见发热即以为表邪未解，而继用解表，每致谬误，贻害不浅。故此时当以调补气血为主，以八珍汤调理而愈。

6. 一产妇遍身痛，坐不得卧，已经两月，痰多食减，众治不效，以参、归各一两，木香一钱为末，酒煎，分为九次服之愈。(《续名医类案》)

按： 产妇产后气血亏虚，无以濡养血脉、筋骨、关节，故遍身疼痛，坐卧困难。气血亏虚日久，损伤脾胃，脾虚无以运化水湿则生痰，痰湿又困脾致食少，多次求治无效。用参、归各一两，补气生血，木香一钱行气止痛，用酒煎之，分次服用，用酒之烈性增强药效，使药力迅速到达全身经脉，以增强活血通络之效，使气血得以输布全身，濡养血脉筋骨，则病自除。

7. 薛立斋治人产妇，六月，多汗人倦，不敢袒被，故汗出被里，冷则浸渍，得风湿，身疼痛，遂以羌活续断汤，数服愈。(《续名医类案》)

按： 产妇六月生产，阴历六月为长夏季节，属湿。产后气虚，多汗，倦怠，汗水遇冷浸渍被里，因卫表不固，腠理疏松，外感寒湿，痹阻经络、筋骨关节，不通则痛。治以羌活续断汤，防风、川芎、熟地黄、茯苓、细辛、芍药、官桂、人参、秦艽、牛膝、甘草、杜仲（炒去丝）、羌活、当归各等份。

8. 来天培治潘履端内，年约四旬，患头身手足麻木疼痛，产后感风，不能节劳，致风入经络，而成痛风之症也。询之，果以前岁产后而起。以归身、红花养血，钩藤、秦艽通络，黄芩、银花清火，羌活走百节，川芎理头痛，菖蒲利肠消满，甘草缓痛，姜皮达肌肤、通腠理。服二剂而头痛愈，腹胀减，唯发热身疼未除，更心神恍惚不寐，脉稍和。此表证稍退，里热未清，改用生地、归、芍、柴胡、地骨皮、续断、钩藤、半夏曲、枳壳、枣仁、建莲，二剂而诸症痊。唯两膝内肿痛，扶杖而行，此风入三阴，而将愈矣。前方减柴胡、地骨皮、半夏曲、枳壳，加丹皮、赤芍、红花、威灵仙、清风藤、防己、牛膝、五加皮、生甘草，又三四剂痊愈。(《续名医类案》)

按：本例患者因产后劳碌，又感受风寒，故致头身手足麻木疼痛。先施以养血通络、祛风止痛之剂而头痛愈。但仍发热、身痛、恍惚、不寐，此表证虽退，但里热攻心之候，故以生地黄、当归、芍药养血凉血，补血虚而清里热；柴胡辛凉解表，既解表邪又清里热；地骨皮养阴清热；续断、钩藤通络疗痛；半夏曲、枳壳行气化痰，以免痰蒙清窍；枣仁安神；建莲清心。故二剂而诸症愈。

两膝内肿痛，故去柴胡之辛凉、地骨皮之清热、半夏曲与枳壳之化痰，加牡丹皮、赤芍、红花之活血，威灵仙、清风藤、防己、牛膝、五加皮之祛寒湿、通经络，又三四剂而愈。

可见，产后痹一病常兼见多种证候，治疗上除了要注意产后痹补气、养血、祛风、散寒、除湿之共性之外，还应辨证论治，随证调节。

9. 施氏妇产后四肢串痛，药治罔效，膏药遍贴，呻吟不息，脉数而洪，舌绛大渴。此非风湿为病，膏药亟为揭去。近日服药，谅皆温补祛风之剂，营血耗伤，内风欲动，向见体丰血旺。何以娩后若是，必生化汤、砂糖、酒之类所酿。询悉果服生化汤二帖，赤砂糖八斤。幸素足于阴，恢复尚易。若阴虚血少，虽不即死，难免不成蓐损。因投大剂凉润壮水之药。一剂知，旬日安，匝月起。(脉数为阴虚夹热，洪为阴虚，舌绛大渴及呻吟，热已侵营，未离气分。大生地八钱，金银花一两五钱，明天冬切六钱，元参片一两，钗石斛一两杵先，肥玉竹三钱，酒炒知母三钱，白茯苓三钱，乌梅肉三钱，南花粉五钱，花麦冬四钱，酒炒桑枝三钱。)(《王氏医案译注》)

按：此病案是王孟英治疗产后痹痛的经典案例，出现在他的多部医案集中。此施姓产妇暑天生产后仍然服用生化汤、红糖这类温补祛风剂，虽有活血化瘀功效，但时令不宜，导致营血耗伤，内风欲动，内风引动四肢窜痛。幸而产妇体丰血旺，阴血尚足，转而服用大剂凉润壮水之药及时纠正。药用生地黄、金银花、天冬、元参、石斛、玉竹、知母、茯苓、乌梅、天花粉、麦冬、桑枝。王孟英指出，暑天产后可以直接服用六一散，既能行瘀血排恶露，又能清暑热，更符合因时制宜的治疗原则。

10.人身之经络，全赖血液以滋养。产后阴血已亏，不能营养经脉，邪风入络，络有宿瘀，不通则痛，以致手不能举，足不能履，肢节痹痛，脉细涩。当宜养血祛风，祛瘀通络。全当归二钱，大川芎八分，青防风八分，大白芍一钱五分，木防己三钱，西秦艽二钱，陈木瓜二钱，茺蔚子三钱，紫丹参二钱，怀牛膝二钱，嫩桑枝（酒炒）四钱。（《丁甘仁医案》）

按：产后痛临床常见以下几种状况。一因出血过多而痛，为血虚痛，二因恶露涩少瘀滞而痛，为血瘀痛，三因产时不慎而感受风寒引起。临床三者往往同时存在。本例产后气血不足，又感受风寒外邪，引起周身肢体关节疼痛，屈伸不利，手足发冷，治以益气养血、舒筋通络法。丁氏认为产后身痛与一般风湿身痛不同，虽夹邪亦当以调理气血为主，不可峻投风药。故方中重用当归活血养血，防风辛散、祛风止痛，白芍收阴，一辛一酸，一散一收，开血痹通经络，祛邪而不伤正。川芎、防己、桑枝祛风湿、利关节、止痹痛，加秦艽、木瓜以增强濡润筋脉之功，茺蔚子、丹参、怀牛膝活血祛瘀、通经止痛。本例患者病于产后，气血固虚，寒湿乘虚而入，若拘泥于产后体虚，一意补益，反致黏腻，阴寒之邪终无外越之机矣。

参考文献：

[1] 陶志达.脾阴虚的初步探讨 [J]. 新中医，1978（6）：4-7.

[2] 王忆勤.中医诊断学 [M].北京：中国中医药出版社，2004.

[3] 杨艳卓，李其忠.丁甘仁辨治产后病脉案举隅 [J]. 中医临床研究，2017，9（17）：96-98.

第二节　近现代名家医案

一、傅方珍医案

王某，女，29 岁，已婚，1992 年 4 月 13 日初诊。产后周身关节酸痛半年。患者于 1991 年 10 月 6 日足月顺产一男婴，产后 1 个月，周身，关节酸痛，服西药及中药多剂无效。刻诊：周身关节酸，痛以腰为重，畏寒，怕风，面色无华，唇色淡，少气微言，纳少，伴心悸，舌淡、苔薄白，脉沉细小。证属气血两虚，兼夹风寒湿。治宜益气养血，温经散寒，调和营卫。

处方：生黄芪 15g，太子参 10g，当归 10g，赤芍 10g，白芍 10g，川芎 6g，荆芥 10g，防风 3 g，羌活 3g，独活 3g，桑寄生 10g，细辛 3g，桔梗 10g，砂仁 6g，生甘草 6g。6 剂，水煎服。

4 月 17 日二诊：服药后痛减，仍感腰酸痛，畏寒，自汗出，舌淡，苔白腻，脉沉小。前法已获效机，仍守原方出入。

处方：生黄芪 15g，党参 10g，当归 10g，白芍 10g，防风 3g，羌活 3g，独活 3g，桑寄生 10g，桂枝 20g，细辛 3g，桔梗 10g，牛膝 10g，杜仲 10g，砂仁 6g，生甘草 6g。6 剂，水煎服。

4 月 27 日三诊：服药 12 剂后全身关节痛明显减轻，腰已不痛，但仍感乏力，自汗，月经量多，舌淡苔白，脉沉小。证为气阴两虚，治拟补气养血、滋阴敛汗之剂。

处方：生黄芪 15g，太子参 15g，茯苓 10g，白术 10g，当归 10g，生地黄 10g，川芎 6g，白芍 10g，杜仲 10g，浮小麦 30g，桔梗 10g，砂仁 6g，枳壳 6g，炙甘草 10g。6 剂，水煎服。

5 月 11 日四诊：关节已不痛，仅有下肢冷，自汗，纳眠一般，舌淡苔白，脉沉小。治拟补气养血、温肾助阳，佐以健脾利湿。

处方：生黄芪 15g，浮小麦 30g，炙甘草 10g，制附子 6g，苍术 10g，白术 10g，白芍 10g，当归 10g，茯苓 10g，干姜 3g，砂仁 6g，枳壳 6g，半夏 10g。6 剂，水煎服。

5 月 15 日五诊：仍有自汗，恶风，余症全除，舌尖红，苔薄白，脉小滑。

处方：生黄芪 15g，党参 10g，浮小麦 30g，麻黄根 10g，白术 10g，白芍 10g，赤芍 10g，当归 10g，茯苓 10g，陈皮 10g，半夏 10g，桂枝 10g，桑寄生 10g，独活 3g，郁李仁 10g，川芎 6g。6 剂，水煎服。

6 月 22 日六诊：服上方后，自汗、恶风明显减轻，舌质淡红，苔薄白，脉和缓。嘱守上方继服 6 剂。随访半年，未见复发，病告痊愈。

按： 产后身痛是指分娩后的遍身疼痛，为临床常见病症，古代医籍论述颇多，如《杂证会心录》曰："产后血泄过多，气因血耗，不能逐疾下出，反流注经络，阻塞关节，斯时恶寒发热，或肿或痛。医家不明其故，概以风寒停滞目。药非表散，即是消导，岂知血因散而益亏，气因消而益弱，变证多端，而病势危矣。"此患者为产后遍身关节酸痛，以腰背酸痛为重，系气血两虚，肝肾不足，督脉虚弱之故。气血两虚则少气懒言，纳谷少馨，自汗，面色无华，唇色淡，心悸失眠。气血俱虚，复感寒邪，故畏寒，怕风。治以益气养血，温经散寒，调和营卫，滋阴敛汗，温肾助阳。辨证准确，先后六诊，随证进退，谨守病机，遣方用药，环环入扣，故效如桴鼓。

二、沈凤阁医案

陈某，女，32 岁，2006 年 10 月 7 日初诊。患者 5 年前生产后一直周身疼痛，形寒怕冷。月经先后无定期，经前少腹疼痛坠胀，有血块，6～7

天干净，平素白带多，色质稍黄稠，苔薄白微腻，脉沉。辨证为肾元亏虚，冲任失调，寒湿阻滞，蕴久化热。治以益肾祛寒，化湿通络，调理冲任。

处方：威灵仙、生地黄、桃仁、牡丹皮、丹参各 12g，附子、鹿角、当归、赤芍、白芍、香附、延胡索、红花各 1g，麻黄、青皮、陈皮各 10g，细辛 5g（后下）。每天 1 剂，水煎，早晚分服。守方加减治疗 2 个月，症状消失。

按：本例患者先天禀赋不足，又产后气血空虚，外感寒湿，营血津液运行不畅，以致寒凝津滞，痹阻于筋骨、肌肉、血脉而致周身疼痛，形寒怕冷。寒湿困脾，则白带多；郁久化热，则见带下稍黄稠；痹阻日久，肝气不疏，则见月经不调，经时少腹坠胀；湿阻经脉，血行不畅，则有血块，经来时痛。故用麻黄、细辛、附子辛散温通，散寒止痛；鹿角温补肝肾，填益精血；威灵仙祛风湿，通络止痛；当归、赤芍、白芍、丹参养血活血；生地黄、牡丹皮清热凉血；延胡索行气止痛；桃仁、红花活血化瘀；青皮、香附疏肝理气；陈皮健脾化湿。全方温清并用，气血同调，辛散通补，故效如桴鼓。

三、路志正医案

1. 患者，女，31 岁，2009 年 12 月 17 日初诊。自诉 10 个月前行剖腹产，产后 40 天即觉手指凉，上班后吹空调手指疼痛，双膝发凉，怕风，曾进行风湿、类风湿相关检查，结果均正常，曾服中药效不显。就诊时症见：手指凉，手指掌指关节疼，遇暖则痛减，双膝发凉，走路时间久后双膝麻木，小腿及后背怕风，睡眠易醒，纳可，矢气多，大便 1～2 天一次，月经正常，眼干涩，情绪抑郁。患者 2006 年流产一次，流产半年后双膝疼痛，有干眼症病史。舌黯淡，苔白腻，脉沉濡。中医诊断为产后痹病，肝脾不和，营卫不固。治以益气固卫，疏肝理脾，化湿通络。

处方：生黄芪 15g，炒苍术、白术各 12g，防风 12g，防己 15g，炒杏仁 9g，炒薏苡仁 30g，厚朴花 12g，姜半夏 10g，黄连 8g，茵陈 12g，秦艽 12g，威灵仙 12g，桂枝 10g，赤芍、白芍各 12g，萆薢 15g，晚蚕沙

20g（包煎），车前子 15g（包煎），煅牡蛎 30g（先煎）。14 剂。

随诊诸症减轻，继服 14 剂后未再就诊。

按： 本例属于产后气血亏虚，肝脾不和而致产后痹证。患者曾有小产病史，气血本已损伤，不能荣养经脉，故见筋骨酸痛。本次产后，气血大亏，营卫不充，脉道空虚，卫外不固，不得温煦濡养四末，复感寒邪，病情已属虚实夹杂。气血既亏，营卫失调，腠理不密，风寒湿邪乘虚而入，留滞体内，阳气郁闭于内，不达肌表，则恶风恶寒；寒邪流注于关节，经脉不通，则见肢体关节发凉、疼痛，遇暖得减为辨寒热之重要依据。邪阻气机，肝之疏泄失常，气郁则情志抑郁，矢气频频，肝血不充，双目干涩。久痹不愈，进而伤及脏腑，脾虚湿阻，土壅木郁，肝脾不和。治疗重在益气健脾、疏肝解郁兼利湿通络，以防己黄芪汤加味治疗。方中以生黄芪益气固表，白术苦温燥湿、和中补脾，更加黄连、茵陈、秦艽、车前、萆薢等以清热利湿，一温一凉，一补一泻，趋于平衡。路老处方喜对药相伍为用，苍术、白术并用。苍术甘温燥烈，燥胃强脾除湿，升发胃中阳气；白术甘温性缓，健脾力强。二药配用，一胃一脾，则中焦得健。防己、防风并用，加强祛风除湿之力。桂枝、白芍同用解肌和营。健脾利湿多以炒杏仁、薏苡仁合用，以宣肺气，醒脾运，畅三焦，通畅一身之气机。半夏、厚朴加强行气散结、通络除痰之功。晚蚕沙祛风湿又能和胃。统观全方，既能祛风湿止痛，又能顾护脾胃，体现了路老重视脾胃的学术思想。扶正祛邪兼施，平补平泻，祛邪而不伤正气，故临床取得很好的疗效。

2.患者，女，31 岁，2008 年 11 月 15 日初诊。产后 1 年，无明显诱因出现肌肉疼痛，手关节痛，不能活动，晨僵 1 小时，怕冷，遇冷加重，足跟麻痛。2008 年 5 月曾查风湿免疫相关指标，均未见异常。一年中间断服中药汤剂治疗，但症状未见明显好转。现症见周身肌肉酸痛，怕风怕冷，遇冷加重，手关节发紧，喉中有痰；带下量多，有血丝，间夹有黄色，常于停经 2 天后发生，月经周期及量色均正常；寐差，心烦心悸，自汗，纳可，二便可。查：形体清瘦，面色淡黄无华，舌暗体胖边有齿痕，苔黄腻，脉细滑。辨证属营卫失调，脾虚湿阻肝郁。治以健脾疏肝，解肌和营。

处方：生黄芪 20g，太子参 12g，炒白术 15g，炒苍术 15g，防风 10g，防己 15g，炒杏仁 9g，炒薏苡仁 30g，黄柏 9g，土茯苓 20g，车前子 15g，柴胡 12g，荆芥穗 12g，赤芍 12g，白芍 12g，鸡冠花 12g，椿根皮 12g，生龙骨、牡蛎各 30g。14 剂，水煎服。

二诊：药后心悸、自汗及寐差均明显改善，带下赤白较前好转，喉中痰消失。周身肌肉酸痛及关节疼痛稍有改善，现症：手关节发紧，筋脉挛缩感，遇冷加重，晨僵 15 分钟左右，时轻时重，纳可，眠可，二便调。舌淡红，体胖，有齿痕，苔黄偏腻，脉沉弦尺沉。

处方：上方去太子参、荆芥穗、鸡冠花，加全蝎 6g，柴胡加量至 15g，桂枝 10g，以加强益气通络止痛之力。另加生姜 2 片、大枣 3 枚为引。14 剂。服药后随诊，关节症状基本消失。

按：本例属于产后营卫失调，脾虚湿阻，肝脾不和而致的产后痹证。路老认为患者产后 1 年症状不愈，病情已属虚实夹杂。初起气血亏虚，营卫失调，腠理不密，风寒湿邪乘虚而入，不能宣行，留滞体内，郁而化热；久痹不愈，进而伤及脏腑，脾虚湿阻，土壅木郁，肝脾不和。治疗重在益气健脾、疏肝解郁兼清热利湿，以防己黄芪汤加味治疗。方中以生黄芪益气固表，白术苦温燥湿和中补脾，与太子参合用，则健脾益气之功更胜。路老处方喜对药相伍为用，苍、白术并用。苍术甘温燥烈，燥胃强脾除湿，升发胃中阳气；白术甘温性缓，健脾力强。二药配用，一胃一脾，则中焦得健。防己、防风并用，加强祛风除湿之力。桂枝、白芍同用，解肌和营。健脾利湿多以炒杏仁、炒薏苡仁合用，以宣肺气，醒脾运，畅三焦。湿浊下注，郁久化热，带下赤白，而带下又与带脉、肝经有关，故加柴胡、荆芥穗以疏肝解郁，加土茯苓、鸡冠花、椿根皮以清热解毒、祛湿止带。而桂枝加龙骨、牡蛎更能治心悸、怔忡、漏下，且镇静安神。另外，加生姜、大枣为引，以顾护脾胃，益气健脾，使营卫自合而病愈。

3.患者，女，43岁，2008年8月6日初诊。因四肢关节疼痛、后背痛反复发作17年就诊。患者1992年5月产后月子里出现周身关节疼痛，后背痛，甚则不能下床活动，曾经中药、针灸等治疗，症状时有缓解，时有加重，一年四季常用电褥子，衣服厚着，劳累或阴天疼痛加重。现周身关节疼痛，后背痛，四肢乏力，活动后手脚肿，汗出，夜寐不安，食欲不振，大便干燥，4～6天一行，常饮芦荟汁通便，怕冷怕风。晚间仍用电褥子，常咳嗽，无痰，月经正常，面色少华。舌体胖质淡，苔白腻，脉沉细。辨证为卫气不固，心脾两虚。治以益气固卫，调理心脾，佐以通经活络。

处方：生黄芪20g，生白术、炒白术各15g，防风12g，防己15g，桂枝10g，当归12g，川芎9g，赤芍、白芍各12g，炒桑枝30g，茯苓30g，炒薏苡仁30g，炒枳实15g，火麻仁15g。14剂，水煎服。

二诊：2008年9月17日。药后诸症稍缓，手脚肿消失，仍后背痛，四肢关节窜痛，周身酸胀、乏力，每晚仍用电褥子，怕冷怕风，食欲稍好转，睡眠可，梦多，大便干，月经正常，舌体胖向右稍歪斜，舌质淡苔白腻，脉沉弦细。治疗当益气血，和经络。上方加党参12g，秦艽12g，灵仙12g，独活10g，寄生15g，炒杜仲12g。

三诊：2009年2月25日。上方服3月余，上肢疼痛明显减轻，不劳累已经不再发作疼痛，精力较前见充，仍后背、下肢疼，腰部疼痛固定，窜感消失，仍怕风怕冷，睡眠多梦，大便干结，2～3天一行，纳可，月经正常，舌淡苔白腻，脉沉弦细。减党参、秦艽、灵仙，加乌蛇10g，地龙15g，淡附片6g（先煎）。患者继续进服28剂后随诊，关节症状基本消失，病情缓解。

按：本案为产后痹，该患者历经17年关节疼痛反复发作，服多种药物不愈，因此治疗不是一方一药所能解决的，但是对于复杂病情仍要善于抓住主症，而随症加减。卫为阳，主一身之表，因产后表虚，卫阳不固，外邪阻滞经络，症见四肢关节及背痛等；病情日久不愈，正虚邪恋，因此症状反复发作；久治不愈，气虚血亏，进而伤及心脾，致心脾两虚证。治疗以防己黄芪汤为主方。加党参、茯苓等以益气固卫，健脾利湿，祛邪外出；加桂枝取黄芪桂枝五物汤之意，以和营之滞，助卫之行；方中蕴含八珍汤化裁，以益气养血，使心脾调和。三诊时患者仍怕风怕凉，乃阳气仍未全复，故加淡附片，上能助心阳以通脉，下可补肾阳、益命火以暖脾胃，并能温经止痛，与黄芪相使为用，以温阳益气；加寄生、炒杜仲以补肝肾，强筋骨，可以助阳之弱。路老治痹证喜用乌蛇，该药性善无毒，可治疗顽痹诸风，再加地龙以加强活血通络之力。

4.患者，女，32岁，2009年8月初诊。主诉：产后关节疼痛5年。患者5年前产褥期曾受风受凉，之后渐出现后背及肩、肘、手关节疼痛，伴多汗，久治不愈。就诊时大小关节僵硬疼痛，活动后稍减，汗出后加重，怕风怕冷，头部尤甚，乏力，心慌，心烦，夜寐差，梦多，二便调。舌质黯红，苔白微腻，脉弦滑。西医诊断：产后关节痛。中医诊断：产后痹，证属风湿在表，瘀血痹阻经络。治以益气固卫，疏风除湿，通经活络。

处方：生黄芪20g，炒白术12g，防风10g，防己15g，炒杏仁9g，炒薏苡仁30g，秦艽12g，威灵仙12g，片姜黄12g，当归12g，川芎9g，山甲珠10g，桂枝6g，赤芍12g，白芍12g，忍冬藤20g，鹿衔草15g，鸡血藤20g，怀牛膝12g。14剂，水煎服，日1剂。

3个月后患者亲友来诊，转达谢意，述其服上方大小关节僵硬疼痛均有所减轻。

按：产后气血顿失，营卫失调，卫表不固，风湿邪气乘虚而入。仿防己黄芪汤、黄芪桂枝五物汤合方组方，益气血和营卫，疏风除湿。另以当归、川芎、山甲珠、鸡血藤、忍冬藤、片姜黄配伍养血活血，通经活络。秦艽养血疏风柔筋。鹿衔草既能疏风除湿，又能活血。全方配伍，共奏固卫表、补营血、散风湿、通经络的功效。

5.患者，女，29岁，2011年3月初诊。主诉：人工流产后半身麻木2年。病史：2009年4月行人工流产手术，术后情绪低落，工作压力大，未能得到良好休养。先出现左脚发麻，之后麻木症状渐延及左半身。2010年暴怒生气后麻木症状加重，心神不定，夜间易醒，饮食稍有不慎即腹泻呕吐。就诊时半身麻木，脘腹胀，矢气频繁，肠鸣，昼冷夜热，盗汗，大便不成形，月经量少，色紫黑，有血块。舌体胖舌质暗，苔黄腻，脉沉细小弦，面色晦滞，两目无神。西医诊断：肢体麻木待查。中医诊断：产后痹证，证属气血不足，肝脾不和。治以益气养血以荣筋，疏风化浊以调肝脾。

处方：生黄芪 30g，当归 30g，炒桑枝 30g，桂枝 10g，白芍 20g，竹半夏 12g，干姜 12g，黄连 10g，炒黄芩 8g，炒杏仁 9g，炒薏苡仁 30g，茵陈 12g，砂仁 10g（后下），娑罗子 12g，八月札 30g，焦三仙各 12g，生龙骨 30g（先煎），生牡蛎 30g（先煎）。生姜 1 片，大枣 2 枚为引。14 剂，水煎服，日 1 剂。

复诊：2011 年 5 月 14 日，述服药后诸症减轻。

按：人工流产后阴血亏虚，筋脉失荣则肢体麻木不仁。仿黄芪桂枝五物汤益气养血疏风通络，仿半夏泻心汤辛开苦降，调和中焦气机。另以焦三仙、大枣、生姜和胃气，茵陈除肝经湿热，八月札、娑罗子疏肝气、解脾土之困，杏仁、砂仁、薏苡仁通畅三焦气机，生龙骨、生牡蛎镇潜虚浮之阳气。

6.患者，女，37 岁，2010 年 12 月 30 日初诊。主诉：关节痛、后背痛 13 年。13 年前因产后受凉，出现后背疼，肘、髋、膝关节疼痛，四肢肌肉酸痛。喜热饮，进食寒凉食物、生气后均引起胃痛，胃中有振水声。刻下：关节疼痛，心烦气躁，手颤，眼干涩，有飞蚊症，时有遗尿，疲乏头晕，心悸胆怯，入睡困难，多梦易醒，月经量少色暗有血块。舌质淡，边有齿痕，苔薄，脉弦滑细。西医诊断：产后关节痛。中医诊断：产后痹，证属阳虚，水饮内停。治以运脾益气，温中和胃。

处方：党参 12g，炒白术 15g，桂枝 10g，茯苓 30g，姜半夏 12g，炒杏仁 9g，炒薏苡仁 30g，焦三仙各 12g，大腹皮 10g，槟榔 10g，八月札 12g，郁金 12g，泽泻 15g，炒枳实 15g，陈皮 12g，佩兰 12g，六一散（包）30g，生姜 1 片。14 剂，水煎服，日 1 剂。

二诊：2011年1月13日。药后胃痛、胃胀、胸闷症状减轻，仍有周身关节疼痛，头胀头昏沉，嗜卧，心烦气躁，飞蚊症，双手、头均有颤动。大便黏滞，肛门周围潮湿。带下量多黏稠，月经量少。舌质红，边有齿痕，苔薄，脉沉滑小数。治以疏肝运脾，清化湿热。

处方：党参12g，荆芥穗12g，青蒿15g，黄连12g，炒苍术15g，炒白术12g，炒山药15g，生薏苡仁15g，炒薏苡仁15g，茯苓30g，桂枝12g，当归12g，炒白芍9g，泽泻15g，椿根皮12g，鸡冠花15g，娑罗子12g，生龙骨30g（先煎），生牡蛎30g（先煎）。14剂，水煎服，日1剂。

三诊：2011年5月26日。服药后胃痛怕冷进一步好转，带下减少。仍有关节肌肉疼痛，程度减轻，疲劳乏力，头沉重昏沉，耳鸣，健忘，纳差，大便时硬，排便困难，情绪低落易烦躁，入睡难，目涩。舌质稍红，舌体中偏瘦，边有齿痕，苔薄白，脉沉弦尺弱。治以益气养血以荣筋，健脾益肾以培本。

处方：生黄芪20g，桂枝12g，炒白芍10g，当归12g，川芎12g，地龙12g，炒杜仲12g，桑寄生15g，生白术20g，炒白术12g，炒枣仁9g，炒薏苡仁30g，补骨脂10g，炒菟丝子12g，焦三仙各12g，黄连10g，炒枳实15g，怀牛膝15g，生姜1片。14剂，水煎服，日1剂。

按：患者主诉为关节肌肉酸痛。病起自产后受凉，产后气血亏虚，卫表不固，寒邪入里日久伤及中阳。仿苓桂术甘汤、理中汤、二陈汤合方组方，运脾益气，温中和胃，温阳化饮。经治疗，二诊时阳虚水饮内停症状有所缓解而未愈，表现为木旺克土，脾运失职，内生水湿，湿郁化热之象。仿完带汤之意，以疏肝运脾、清化湿热为主，仍辅以苓桂术甘汤方意温阳化饮。经两诊治疗，湿浊水饮等病邪已去，气血不足虚象尽显，至此诊才拟"益气养血以荣筋，健脾益肾以培本"的方法治疗。以黄芪桂枝五物汤配伍地龙补益气血、疏通血脉，合四物汤养血柔肝荣筋。纵观该病例资料，开始并不急于针对关节痹痛用药，而是分清主次，逐步入手，先祛邪再补虚，先治标后治本，最终达到治疗目的。

7.患者，22岁，2010年2月初诊。主诉：双膝疼痛1年。现病史：1年前剖腹产后产褥期着凉，出现双膝关节疼痛，怕冷，伴头晕乏力，气短，心烦易怒，双目干涩，耳鸣如蝉，口干，夜晚入睡难，易醒，夜尿多。月经量少，2天即净。形体消瘦，面色少华，舌质淡红，边有齿痕，苔黄腻，脉沉弦。西医诊断：产后关节痛。中医诊断：产后痹证，证属肝肾不足，气血亏虚证。治以益气血，清肝胆，滋肝肾。

处方：太子参12g，功劳叶15g，麦冬12g，酒黄精12g，当归12g，川芎9g，炒枣仁15g，八月札12g，柴胡12g，黄芩8g，黛蛤散6g（包煎），桑寄生15g，补骨脂12g，鸡血藤15g，生龙骨30g（先煎），生牡蛎30g（先煎），陈皮9g，生姜1片。14剂，水煎服，日1剂。

复诊：2010年4月。患者服上方30余剂，诸症均减。

按：该病例属肝肾亏损，气阴两虚证。患者素体瘦弱，年二十而嫁，继之生育，早婚早育耗伤肾精，肝肾同源，肾精亏虚而肝血不足。仿生脉饮、酸枣仁汤、小柴胡汤组方，伍以黄芩、黛蛤散清利肝胆，生龙骨、生牡蛎滋肝肾潜阳。全方上清下滋，滋补肝肾，清利肝胆湿热，和解肝胆枢机，以达荣筋止痛之效。

四、周仲瑛医案

卞某，女，27岁。患者顺产20天后外出吹风，出现周身疼痛。2007年11月1日初诊：后背及肩臂疼痛，遇寒痛甚，白天动则汗出，夜寐亦有盗汗，头顶自觉发凉，吹风加重，面色无华，食纳一般，夜寐安，二便尚调。舌质淡，苔薄腻，脉细滑。证属气血亏虚，营卫不和，风湿痹阻。

处方：炙桂枝10g，炒白芍10g，生黄芪20g，生白术15g，防风6g，当归10g，鸡血藤15g，川芎10g，桑寄生15g，鹿衔草15g，川断15g，巴戟肉10g，炒杜仲12g，独活10g，白芷10g，徐长卿10g。7剂，水煎服，每日1剂。

2007年11月8日二诊：关节疼痛较前减轻，头顶已无凉感，但汗出仍多，怕风，食纳一般，夜寐安，二便调。舌质淡，苔薄白，脉细。药已对证，再进敛阴固涩法，上方加浮小麦 30g，瘪桃干 20g，煅龙骨 20g，煅牡蛎 25g，去独活、白芷、徐长卿等辛燥之药。

2007 年 11 月 15 日三诊：诸症减轻，自觉乏力，胃纳不馨，夜寐安，二便调。舌淡，苔薄，脉细。守原方意进退，少佐健脾和胃之药。11 月 8 日方加党参 10g，炒六曲 10g；去煅龙骨、煅牡蛎。

处方：炙桂枝 10g，炒白芍 10g，生黄芪 20g，生白术 15g，防风 6g，当归 10g，鸡血藤 15g，川芎 10g，桑寄生 15g，鹿衔草 15g，川断 15g，巴戟肉 10g，炒杜仲 12g，浮小麦 30g，瘪桃干 20g，党参 10g，炒六曲 10g。

2007 年 11 月 29 日四诊：上方连服 14 剂，诸症基本消失，唯遇寒肩臂稍感酸痛，纳食可，夜寐安，二便调，舌脉皆平。予益气养血法平补，以期善后。

处方：炙桂枝 10g，炒白芍 10g，生黄芪 15g，生白术 10g，党参 10g，当归 10g，鸡血藤 15g，川芎 10g，桑寄生 15g，川断 15g，炒杜仲 12g。后以此方调服近两周，病已痊愈。

按： 此案患者产后风湿，究其原因，乃产后气血亏虚，营卫不和，腠理开泄，又适逢外出吹风，外邪乘袭，客于肌表，阻滞脉络，发为痹痛。治疗上当予调和营卫，补益气血，兼以祛风宣络。故以黄芪桂枝五物汤加减。药用炙桂枝、炒白芍调和营卫；生黄芪、生白术、防风即玉屏风散之意，用之以益气固表止汗；鸡血藤、川芎养血活血通络；桑寄生、鹿衔草祛风除湿，又可配合川断、杜仲补肝肾、强筋骨；巴戟肉温而不燥，尤适用于妇人产后；独活、白芷、徐长卿温散在外之风寒湿邪。诸药合用，固表不留邪，散邪不伤正，邪正兼顾。二诊患者汗出怕风明显，而周身疼痛已减，故去独活、白芷、徐长卿等辛燥之药，恐其耗伤气血；加煅龙牡、浮小麦、瘪桃干敛阴止汗，其中浮小麦兼具益气补虚、宁心除烦之效，瘪桃干有化瘀止痛之功，此二药恰合妇人产后多虚多瘀之病机特点，故应善用之。三诊患者胃纳不香，稍感乏力，多用炒神曲消食开胃，又以党参健脾益气，则病症可除。病情向愈，不可妄投温补、祛邪之品，但以平和之药调养，功在缓图。

五、房定亚医案

患者，女，32 岁，公司文员，主因腰背及双膝酸痛 1 年来诊。患者 1 年前因小产后出现腰背酸痛，双膝关节疼痛，腰酸不支，怕风冷，睡眠差，时有烦躁，双手小关节压痛，查红细胞沉降率、类风湿三项、抗核抗体谱均未见异常，纳可，舌淡红，苔白，脉细。患者主要表现为腰背及双膝关节酸痛，考虑产后肾气亏虚，不能濡养，治宜补益肾气。方选六味地黄丸加减。

处方：山萸肉 12g，生地黄 15g，牡丹皮 10g，山药 10g，茯苓 15g，白术 15g，当归 10g，川芎 10g，赤芍 10g，生黄芪 20g，百合 30g。14 剂，水煎餐后半小时温服，日 2 次。

二诊：腰酸痛缓解，但仍有膝关节痛，肩背痛，睡眠差，舌淡红，苔薄白，脉细缓。考虑从补肾论治有一定的疗效，继续予补肾祛风治疗，换用独活寄生汤加减。

处方：独活 10g，桑寄生 20g，秦艽 15g，防风 10g，细辛 3g，川芎 10g，当归 10g，生地黄 15g，赤芍 15g，茯苓 15g，生黄芪 20g，肉桂 4g。14 剂，水煎餐后半小时温服，日 2 次。

三诊：患者肩背疼痛及膝关节疼痛略有减轻，怕风冷，仍有烦躁，自觉双手小关节压痛，舌淡红，苔薄黄，脉细数。经补肾治疗后有一定改善，但应用 1 个月后仍有关节疼痛，且伴有烦躁，故考虑患者存在一定的焦虑情绪，肝气不舒，从肝论治，予疏肝理气兼以补肾治疗，以四逆散加减。

处方：柴胡 10g，白芍 20g，枳实 10g，生甘草 10g，百合 30g，清半夏 10g，山茱萸 15g，菟丝子 20g，女贞子 15g，旱莲草 15g，夏天无 2g。冲服 14 剂，水煎餐后温服，日 2 次。

经治疗后随访，患者腰背疼痛及情绪烦躁明显改善。

按：房老认为，产后女子多虚，以肾虚为根本，治疗上首要补肾，肾虚是发病根本，以培补肾气为先，如六味地黄丸、桂附地黄丸等，均为补肾常用方剂。同时产后痹的一个重要病因为产后情志不畅，肝气郁滞贯穿疾病始终，治疗中要重视疏肝理气药物的使用，四逆散为房老常用调理情志的方子。房老认为，四逆散具有疏肝理气、调畅气机、透邪解郁之功，临床中诸病辨证属气机郁滞者，均可加味用之，每获良效。此外，产后雌激素水平下降，而机体组织对激素的需要量很大，这种激素水平的变化导致功能紊乱产生疼痛，因此，针对患者雌激素降低的病理，在治疗中，房老常加用一些具有类雌激素药理作用的中药，如菟丝子、女贞子、巴戟天、旱莲草、葛根等。针对骨质疏松的患者，应酌情加用淫羊藿、鹿角霜、骨碎补、补骨脂等现代药理研究有改善骨质疏松作用的中药。

六、冯兴华医案

1. 赵某，女，30 岁，2014 年 10 月 26 日初诊。因腰膝酸困疼痛 4 年加重 4 月余就诊。患者 4 年前产后因生气出现腰痛，后偶有酸困，未系统治疗。4 个月前生二胎后着凉，加之生气后上述症状加重，当地化验风湿指标等均为阴性。刻下症：生气或着凉时背部有过电样疼痛，平时背、膝酸困，足跟痛，手胀，易心烦急躁，纳眠可，便秘，舌淡红，苔白厚，脉滑。诊为产后风湿病，肝郁气滞证兼湿邪，治以疏肝解郁除湿。方用逍遥散加减。

处方：柴胡 10g，赤芍 10g，白芍 10g，当归 15g，茯苓 15g，炒白术 15g，炙甘草 10g，生姜 3 片，薄荷 9g，钩藤 15g，炒杏仁 10g，炒薏苡仁 20g，川芎 15g，川断 30g，生薏苡仁 20g，骨碎补 20g。7 剂，水煎服。

二诊：2014 年 11 月 2 日。患者背膝酸困好转，见风时仍有感觉，足跟痛，手胀，口渴，纳眠可，大便干，日一行，舌淡红，苔白滑，脉滑。上方去薄荷，加黄芩 6g，附子 10g，香附 15g。14 剂，水煎服。

三诊：2014 年 11 月 16 日。患者足跟痛消失，背仍酸困，下肢发麻，大小鱼际处见凉发胀，二便可，舌暗苔白腻，脉弦　前方去钩藤、杏仁，加郁金 15g，羌活 15g，薄荷 9g，川牛膝 15g。嘱其调理情志，避免着凉，以本方加减调理 2 月余，诸症痊愈。

按：本患者患病有明确诱因，气机不畅则有过电样疼痛，手胀痛，心烦急躁；气不行水则湿邪生，湿邪重着故膝、背酸困。结合舌脉可知主要矛盾为肝郁气滞，气失条达兼有湿阻。故用逍遥散疏肝解郁，加杏仁、薏苡仁利湿，且杏仁亦有疏肝作用，续断、骨碎补补益肝肾治足跟痛。二诊时酸困好转，说明湿邪渐化，仍有胀痛故加香附以加强理气功效，加附子止痛。另气有余易化火，加黄芩清肝泻火。三诊加羌活祛风胜湿，薄荷、郁金疏肝理气，川牛膝强腰膝。纵观三诊，均以疏肝理气为主线，结合症状进行加减，标本兼治，寒热并用，故疗效显著。

2.王某，女，28岁，2014年4月22日初诊。因产后背凉半年余就诊。2013年10月产后汗多见风，出现后背发凉症状，无关节痛。刻下证：后背冒凉风，汗多，脱发，腹胀，无关节痛，纳眠可，二便调，舌暗苔白，脉沉细。诊为产后风湿病，气血亏虚证。治以补气养血为主。方用八珍汤加减。

处方：熟地黄15g，当归12g，川芎10g，茯苓10g，黄芪30g，炒白术15g，防风10g，党参12g，白芍10g，黑芝麻30g，桑椹子30g，附片6g（先煎），浮小麦30g，炙甘草10g，砂仁6g（后下），淫羊藿15g。7剂，颗粒剂，水冲服。

二诊：2015年4月29日。症状较前好转，受凉或阴雨天加重，舌脉同前。于上方减黑芝麻、桑椹、淫羊藿、甘草，加麻黄根30g，煅牡蛎30g（先煎），干姜6g，陈皮15g。颗粒剂，12剂，水冲服。

三诊：2015年5月10日。症状较前明显好转，仅偶有后背冒凉气。抄方14剂。

按：本患者为气虚不固表，毛孔开泄则多汗，后背为阳经循行部位，故后背冒凉气为阳虚，发为血之余，血虚不能荣养则脱发，加之舌脉，可辨为气血亏虚证。治疗用八珍汤益气养血，少量附片生发阳气，并佐以乌须明发之黑芝麻、桑椹子，固表敛汗养心气之浮小麦。二诊时，症状已有好转，且表述在阴雨天加重，故加干姜合附子同用温阳，加煅牡蛎、麻黄根合黄芪、浮小麦为牡蛎散，加强固表止汗的力量。三诊时，症状已大减，考虑患者为产后气血亏虚之体,故予原方 14 剂巩固疗效。

3. 刘某,女,34 岁,2014 年 11 月 23 日初诊。因产后指、肩、膝、踝关节疼痛 2 个月就诊。患者生产半个月后出现左肩、手指疼痛,后逐渐出现后背、双膝、踝部疼痛,双膝蹲起不适,有弹响,手指晨僵、发胀,双肩怕风,睡眠中有烘热感,眠差,梦多,纳差,便秘,3~4 天一行,小便调,舌淡暗有齿痕,苔薄白,脉滑。诊为风寒侵袭,外寒内热证。治以祛风散寒,行气止痛。方用柴胡桂枝汤加减。

处方:柴胡 10g,桂枝 10g,白芍 15g,炙甘草 10g,煅龙骨、煅牡蛎各 30g,丹参 15g,炒枣仁 30g,磁石 30g,熟地黄 12g,砂仁 6g,独活 15g,桑寄生 30g,附片 6g,当归 10g,炒蔓荆子 10g,川芎 15g。7 剂,水煎服。

二诊:2014 年 11 月 30 日。手、膝疼痛及晨僵均有好转,但偶有麻木感,怕冷烘热消失,右肩疼痛,踝关节扭转时疼痛,手皮肤碰凉水发痒,纳眠可,二便调,舌淡红偏胖有齿痕,苔薄白。上方减蔓荆子、丹参、磁石、砂仁、独活,加炒白芥子 10g,乌蛇肉 10g,伸筋草 10g,莲子肉 15g,羌活 15g。7 剂,水煎服。

三诊:2014 年 12 月 10 日。膝、踝关节已基本无疼痛,阴雨天仍有不适,上臂外侧受风后发凉,偶有疼痛,后背僵,活动后好转,舌暗胖,有齿痕,苔薄白,脉滑。上方减伸筋草、乌蛇肉、炒芥子、煅龙骨、莲子肉,加阿胶珠 10g,肉桂 3g,黄连 8g,木香 8g,生黄芪 30g。随诊 2 月余,症状基本消失。

按:风寒外袭、寒凝经脉则关节疼痛,且手指关节晨僵发胀,双肩恶风,双膝蹲起不适,有弹响,说明有肝肾亏虚之象;眠差、梦多,夜间烘热,便秘,可见亦有内热之象。故用桂枝汤加附片解肌散寒,以除疼痛晨僵;柴胡合酸枣仁、磁石、煅龙骨、煅牡蛎理气养血安神,以助眠除热;佐以独活、桑寄生、当归、川芎等养血补肝益肾,治疗关节弹响。二诊时关节疼痛及晨僵均有好转,烘热感消失,但右肩疼痛,关节麻木,故加入羌活、炒白芥子、乌蛇肉、伸筋草，配合当归、川芎以活血化痰、通络止痛。三诊时，关节基本无疼痛，但阴雨天有不适感，说明寒邪已去，气机调畅，但经脉亏虚，失于濡养，故加用阿胶、生黄芪以加强补气养血的功效。

4. 史某，女，30岁，2015年2月26日初诊。因产后关节痛2月余就诊。患者产后无明显诱因出现手、肩、腰、背、髋、膝、踝部酸痛，活动时关节弹响，汗多恶风，阴雨天上述症状加重，纳少，眠差，梦多，舌淡暗胖边有齿痕，苔白腻，脉沉滑。诊为产后风湿病，肾虚邪侵证。治以补益肝肾，祛风散寒。方用独活寄生汤加减。

处主：独活10g，桑寄生30g，秦艽12g，防风15g，细辛6g，当归30g，川芎30g，熟地黄12g，白芍12g，炒杜仲15g，附片15g（先煎），川牛膝15g，党参12g，黄芩10g，柴胡15g，炒白术15g，浮小麦30g，炙甘草10g，大枣30g。7剂，颗粒剂，水冲服。并嘱咐患者补充钙剂。

二诊：2015年3月4日，患者关节酸痛，多汗恶风症状均有明显减轻，效不更方，抄方7剂继续巩固。

按：肝主筋，肾主骨，产后肝肾亏虚，筋骨失濡则关节酸痛，活动时弹响，故用独活、桑寄生、熟地黄、炒杜仲、川牛膝等补肝肾强筋骨，附片、细辛散寒除湿止痛，当归、川芎养血活血。患者汗多、眠差、多梦，故用柴胡、黄芩、党参清肝泻火安神，甘麦大枣汤养血止汗。

七、胡荫奇医案

1. 患者，女，30岁，2016年4月19日初诊。患者手足痛6月余，加重1周。患者自产后（顺产一女婴）1个月开始出现手足疼痛，呈游走性，屈伸不利，恶风怕冷，得温痛减，并伴有心悸气短，曾在当地医院做肌电图、心电图及风湿病相关检查，均未见明显异常，间断服中药及拔罐治疗效果不佳。就诊1周前受寒后上述症状加重。刻下症见：手足及腰背部游走性疼痛，恶风恶寒，微汗出，头痛，心悸气短，乏力，饥饿感明显，各关节无红肿、无皮疹瘙痒、无胸痛、腹痛等，胃纳可，夜寐可，二便调，现处哺乳期，舌淡苔薄白，脉濡。中医诊断：产后中风。辨证：气血亏虚，风寒外袭证。立法：益气养血固表，疏风散邪，兼活血通脉。忌寒凉、收敛之品。

处方：黄精30g，太子参30g，生黄芪30g，葛根30g，当归15g，白芍30g，防风10g，白术10g，桂枝10g，白芷10g，鸡血藤30g，威灵仙15g，川芎10g，穿山龙15g。14剂，水煎服，日1剂，早晚分服。嘱其注意保暖，忌食辛辣之品。

2016年5月10日二诊：患者手足疼痛及腰痛症状明显减轻，恶风恶寒现象好转，头痛减轻，偶有头晕，口干，乳汁少，舌淡红苔薄白，脉细。于上方减威灵仙、白芷，改生黄芪为炙黄芪30g，鸡血藤增加为45g，加漏芦10g，王不留行10g，天麻10g。14剂，水煎服。

2016年5月25日三诊：诉关节疼痛症状已消失，心悸气短明显好转，头晕减轻，乳汁分泌正常，口干减轻，胃稍有不适，余无异常。遂于上方减川芎，加白及15g。1个月后，诸症均消失，随访至今，患者情况一直稳定，病情未见复发。

按：本案患者产后气血亏虚，全身筋脉、关节失于濡养，卫气不固，风寒湿之邪乘虚入侵，营卫失和，气血痹阻，而发为产后痹。此时虽应补益气血，但因外邪未散，不可过于滋补，以防"闭门留寇"，因此选用性平清补之黄精、太子参等益气养精，当归、白芍养血柔筋，生黄芪配防风、白术同用以益卫固表、祛邪外出，为虚人外感常用之药，而配伍当归又有补气生血之意。若气血亏虚重症，黄芪用量常在60g以上，此即"有形之血不能速生，无形之气所当急固"之意。"太阳病，项背强几几，反汗出恶风者，桂枝加葛根汤主之。"葛根甘辛平，本方用之目的有三：一是升阳发表，助桂枝以解肌祛风；二是宣通筋脉，解除气血郁滞；三则生津液，起阴气，合白芍以解除筋脉拘急。另外，活血祛瘀通络法贯穿于整个治疗过程。需注意：威灵仙、川芎相对辛燥，对于阴虚明显、肠胃不适患者不宜长期使用。现代药理学实验表明，白及有保护胃黏膜作用，常用10～15g，临床可适当配伍使用。对于产后乳汁少者，首选王不留行、漏芦、穿山甲等，既能通经下乳，又可活血化瘀。

2.患者，女，32 岁，2014 年 12 月 3 日初诊。全身关节麻木、酸痛 2 个月。患者 3 个月前经剖宫产一名男婴，2 个月前开始出现全身各关节麻木、酸痛，遇冷则双手发胀，膝以上肌肉窜痛，夜间双手僵硬感明显，晨起活动后减轻，未系统诊治。刻下症见：全身各关节麻木、酸痛，遇冷则双手发胀，得温减轻，夜间双手僵硬，晨起活动后减轻，关节无红肿，胃纳一般，夜寐可，小便清长，次数较多，大便正常，现处哺乳期，舌淡胖苔白腻，脉弦细。中医诊断：产后中风。辨证：脾肾阳虚，寒湿内蕴。立法：温补脾肾，散寒祛湿，兼疏肝活血。忌大苦大寒、过于滋腻之品。

处方：鹿角胶 10g（烊化），巴戟天 10g，豨莶草 30g，淡附片 6g，桂枝 10g，细辛 3g，鸡血藤 30g，当归 15g，白芍 30g，生地黄 10g，茯苓 30g，生黄芪 15g，防风 10g，白术 15g，威灵仙 15g，玫瑰花 15g，佛手 10g。14 剂，水煎服，日 1 剂，早晚分服。嘱其调畅情志，注意保暖，忌食寒凉之品。

二诊：2014 年 12 月 17 日。关节疼痛已不明显，麻木感已减轻，但遇冷后关节仍感不适，小便次数减少，嗜睡，于上方基础上减豨莶草、威灵仙，加淫羊藿 10g，何首乌 15g，天麻 15g，巴戟天改 15g，生黄芪改 30g。14 剂，水煎服。

三诊：2015 年 1 月 7 日。关节麻木、疼痛症状已消失，嗜睡改善，畏寒怕风明显好转，稍有口干，舌淡红苔薄黄，脉弦细。将上方鹿角胶改鹿角霜 10g，减淡附片、巴戟天、淫羊藿、桑枝，加葛根 30g，知母 10g，木瓜 15g，炙甘草 10g，石斛 15g。14 剂。服药后上述症状已无，至今未再复发。

按： 本例患者素体阳虚，而产后气血耗伤，则进一步加重阳虚症状，阳虚则津液运化无能，湿阻寒凝，气血运行受阻，故出现周身关节疼痛。首先应温阳散寒祛湿，予大队温补脾肾之品如鹿角胶、淡附片、细辛、巴戟天等，阳气得复，津液运化正常，寒散湿去，气顺血调，则痹证自除。但温阳之品不可久服，以免阳胜化火、劫伤阴液，故应中病即止。其中鹿角胶可用鹿角霜代替，补益之力虽减，但不过于滋腻，适合长期服用。方中当归、白芍、生地黄既补血养阴，又可制约大队温阳之品过于辛燥。豨莶草祛风湿止痹痛效果好，可迅速控制急性期关节疼痛症状。现代药理学研究表明，豨莶草作用广泛，其所含成分奇任醇具有抗炎镇痛作用，但因其苦寒，有小毒，故不宜久服。鸡血藤、威灵仙配当归、玫瑰花可活血通络止痛，而玫瑰花配佛手又可疏肝解郁。"诸湿肿满，皆属于脾。"茯苓、白术、黄芪相配以健脾利水祛湿。黄芪、白术配防风以卫固表，以防外邪侵袭，有"治未病"之意。后患者出现口干、苔黄之症，此乃阳气恢复后，温阳之品伤及阴液的表现，故及时去大量温补之药，予葛根、知母、石斛等清热养阴，以期寒热平调。

八、王玉明医案

1.患者，女，26岁，2014年8月12日初诊。患者产后10天外出看病受凉，出现全身多关节串疼痛，以手指、肩、膝、踝部位为重，多汗乏力，怕风怕凉。因恐惧患不治之症，曾到多家医院查 C-反应蛋白、红细胞沉降率、血常规、肝肾功能、甲状腺激素、类风湿因子抗核抗体等均正常，西医予西乐葆、芬必得等治疗，无效。汗蒸2次，出汗及怕凉怕风症状加重，不敢开窗，不能出屋，不能做家务，出汗多时每日需换衣服五六次，三伏天来诊仍穿保暖内衣及毛衣裤，落座后未开口先哭泣，情绪低落，多疑惊恐。刻下症见：全身关节肌肉疼痛，腰痛尤甚，怕风怕凉，多汗，乏力，失眠，纳可，二便尚调。月经错后，量少色暗，经期少腹冷痛，面部黄褐斑明显。舌淡暗，苔白，脉沉弦细。西医诊断：关节痛待查。中医诊断：产后风湿症，辨证属肝郁血瘀，气血亏虚。治以养血活血，益气和营，疏肝解郁。方用当归芍药散合黄芪桂枝五物汤加减。

处方：当归15g，白芍15g，川芎15g，茯苓15g，泽兰15g，黄芪15g，桂枝5g，炙甘草10g，大枣12枚，生姜5g，牡蛎15g，龙骨15g，柴胡 10g，党参 10g，厚朴 10g，狗脊 10g。14 剂，水煎温服，每日 1 剂。

2014 年 8 月 28 日二诊：患者服药 2 周后，四肢关节痛减轻，情绪好转，仍腰痛明显，汗出仍多，舌淡暗，苔薄白，脉弦细。上方加川续断 10g，黄芪加至 30g。14 剂，与加味逍遥丸同服。嘱其适当减少衣物，避免汗出后吹风。

2014 年 9 月 11 日三诊：患者诸症明显减轻，汗出减少，衣物减少。月经来潮，色量正常，经期腹痛减轻，但仍感少腹发凉，面部黄褐斑减少，已能正常照看孩子，做轻家务。上方加肉桂 5g、乌药 10g。继服 30 剂。

2. 患者，女，35 岁，2014 年 2 月 3 日初诊。患者剖宫产后 20 天因受凉出现全身畏寒怕风，多关节疼痛，以四肢关节窜痛为主。2 个月前因脱减衣服再次受凉，关节疼痛加重，无关节肿胀。于外院查多项风湿免疫病相关指标均正常，服美洛昔康等消炎止痛药效果不佳，故来就诊。刻下症见：全身关节窜痛，怕风怕冷，自汗盗汗，乏力气短，口干口苦，情绪焦虑，心烦眠差，纳少，大便溏，每日 2 次，月经错后，经期关节痛加重。舌淡暗，苔白，脉沉弦细。既往无慢性病史。中医诊断：产后风湿症，辨证属气血亏虚，肝郁血瘀。治以益气养血，疏肝活血。方用黄芪桂枝五物汤为主方加四君子汤，配当归芍药散合逍遥散加减。

处方：黄芪 20g，桂枝 10g，白芍 10g，茯苓 15g，党参 10g，当归 10g，川芎 10g，柴胡 10g，黄芩 10g，炙甘草 10g，煅龙骨 15g，煅牡蛎 15g，泽兰 10g。7 剂，水煎温服，每日 2 次。嘱其避风寒，注意保暖，调畅情志。

2014 年 2 月 11 日二诊：患者畏风怕冷、乏力、气短及多汗症状减轻，但仍觉关节疼痛，且急躁易怒，失眠，大便稀，每日 2 或 3 次。舌淡暗，苔薄白，脉弦细。上方加炒白术 15g，延胡索 10g，黄连 5g，薄荷 5g，黄芪加至 40g。14 剂，水煎温服，每日 2 次。

2014 年 2 月 26 日三诊：患者诸症明显减轻，大便成形，每日 1 或 2 次，睡眠好转，舌脉同前，效不更方，再服 14 剂。后患者症状逐渐消失，体力增加，月经来潮，经期无关节痛出现，予补中益气丸加逍遥丸善后。

按：产后痹是妇女产后百日内因受风寒潮湿等，出现以四肢、躯干（或头部）疼痛、酸沉胀、麻木、怕凉、怕风等为主要表现的一种疾病。其发病多与产后气血亏虚、外邪侵袭、瘀血内停、肝郁脾虚、肾气不足等有关，以气血亏虚为基础病机。气血不足，运行无力，瘀血内生，与产后未净恶血互结，在疾病发生发展中起重要作用；肝气不舒，气机郁结，气机不畅，血行不利，三者互为因果。病初为气血亏虚渐至气滞血瘀，属虚实夹杂，治疗以益气养血、活血化瘀、疏肝解郁为基本原则。

以上两例病案，均以黄芪桂枝五物汤、当归芍药散、柴胡加龙骨牡蛎汤、逍遥散等方为主加减治疗。黄芪桂枝五物汤益气温经，和营通痹；当归芍药散养血调肝，健脾利湿。两方合用，扶正祛邪、通络止痛。在两方基础上选用柴胡桂枝龙骨牡蛎汤、逍遥散等方加减治疗，疏肝解郁、养血安神。依据主要病机特点，辨别虚、瘀、郁在不同患者的轻重比例以选方用药。

九、彭江云医案

1. 王某，女，40岁，2015年11月6日初诊，因全身畏寒疼痛20日就诊，患者1个月前因行人流术，术后出现畏寒怕冷，手足疼痛，头面汗出，纳寐差，大便溏，淡红舌，薄白苔，脉细弱。行风湿免疫系统相关检查后，结果无异常。中医诊断为产后痹（风寒湿痹，营卫不和）。治宜温阳散寒，调和营卫。方选桂枝加附子汤加味。

处方：白附片30g，桂枝15g，白芍10g，细辛6g，独活15g，怀牛膝15g，木香10g，砂仁15g，防风15g，黄芪50g，白术15g，大枣10g，甘草10g。5剂，水煎服，每日3次。

2015年11月13日二诊：患者自觉症状减轻，继服上方10剂后未再就诊。

按：《金匮要略》曰："伤寒八九日，风湿相搏，身体疼烦，不能自转侧，不呕不渴，脉浮虚而涩者，桂枝附子汤主之。"患者产后气血耗损，正气不足，营卫失和，加之调摄护理不当，风寒湿邪乘之，发为痹证，多表现为产后周身畏寒怕冷，肢体痛楚，自汗时出，甚至饮食不调，腹痛便溏，精神疲惫等症。此病证常被误认为体虚而予补益之剂，而寒湿未散，补则恋邪，反致误补益疾。治宜温经散寒除湿，邪去正安，才能康复。方中桂枝汤调和营卫；玉屏风散益气固表止汗；白附片温阳散寒，扶助正气；细辛辛而温散，佐附子散诸疾之寒；木香、砂仁健脾和胃，先后天并补，温肾健脾，益气扶正；独活、怀牛膝入足少阴经，益肾健骨，通络止痛。临床加减宜多用温散少用补益，因温能扶阳、壮阳，促进气血流通，则风寒邪气自散。

2.姜某，女，28岁，2016年02月22日初诊，患者诉产褥期内因久居空调房，不慎受凉后现左肩关节疼痛，活动稍受限。遇冷受寒后关节疼痛加重，可闻及关节弹响，汗出，纳差，睡眠欠佳，多梦难眠，二便调。舌质淡红，苔薄白，脉沉细。曾在云南省某医院行 RF 分型 +CCP、AKA、ANAS 相关检查，结果均正常。中医诊断：产后痹（营卫虚弱，风邪外袭）。治宜益气固表，祛风散寒。方选玉屏风桂枝汤加减。

处方：黄芪 30g，白术 15g，防风 15g，桂枝 20g，川芎 10g，白芍 5g，细辛 8g，炙麻黄根 10g，当归 20g，独活 15g，怀牛膝 15g，鸡血藤 15g，大枣 10g，甘草 10g。3 剂，水煎服，每日 3 次，饭后温服。

2016 年 3 月 1 日二诊：患者诉汗出症状减轻，左肩关节疼痛缓解，因一周前复感风寒，出现恶寒发热、四肢关节酸痛，困倦乏力，纳可，睡眠欠佳，二便调，舌质淡红，苔白腻，脉细紧。中医诊断：产后痹（风寒外袭，卫闭营郁）。治宜祛风散寒，和调营卫。方选柴葛桂枝汤加味。

处方：柴胡 15g，葛根 20g，防风 15g，桂枝 20g，白芍 15g，细辛 8g，羌活 15g，秦艽 10g，炙麻黄 15g，石菖蒲 10g，大枣 10g，甘草 10g。3 剂，水煎服，每日 3 次，饭后温服。

2016 年 3 月 9 日三诊：服药后无发热，仍觉恶风畏寒，周身酸楚，倦怠嗜卧，纳食可，小便调，大便溏，每日 2 次，淡红舌，薄白苔，脉细缓。中医诊断：产后痹（气血亏虚，营卫不和）。治宜益气养血。方选补中桂枝汤加减。

处方：柴胡 15g，升麻 10g，黄芪 30g，当归 20g，党参 30g，白术

15g，陈皮 10g，桂枝 20g，白芍 10g，细辛 6g，川芎 10g，怀牛膝 15g，威灵仙 15g，石菖蒲 10g，淫羊藿 15g，薏苡仁 15g，大枣 10g，甘草 10g，生姜 10g。服药 5 剂后已无关节疼痛，嘱其避受风寒，起居调护。

按： 妇人产后营血亏虚为本，气随血伤，营卫失和，风寒邪气乘之，气血痹阻不通则发为痹证，正如《妇人大全良方》所言："夫妇人血风，身体骨节疼痛者，由体虚、气血不调为风冷所侵故也，其状风邪在于皮肤、肌肉，历于骨节，邪气与正气交击，故令疼痛也。"《陈素庵妇科补解》也指出："产后遍身作痛，则风寒瘀血十有五六，治宜调和营卫，祛关节间之风，经隧间瘀血，加以行气补血之药，则痛自止。"患者初诊邪郁肌腠，当祛风邪，然柯琴言："治风者，不患无以驱之，而患无以御之；不畏风之不去，而畏风之复来。"当先投以玉屏风、桂枝汤，取"托里固表"之意。方中白术补脾健中，黄芪固表益卫，防风祛风达表，合桂枝汤解肌调营卫，症状可解。二方投以柴葛桂枝汤，此方组方思想来源于《伤寒论》。产后体虚，复感风寒，卫阳郁而不散，故发热、四肢关节酸痛，此时患者除有肢体关节疼痛，还有表寒外袭症状。对该病可先解表后攻里，也可表里两解一步同治。方中桂枝、麻黄、杏仁、甘草解太阴表寒；桂枝、白芍、生姜、大枣、甘草解肌调营卫，借柴胡枢转达邪，有助外邪之表散；葛根升提阳明经气以防邪气内传。三经并解，一步同治。三诊风寒邪气渐解，诸症减轻，当甘温补虚、益气祛邪，投以补中桂枝汤。此方为补中益气汤合桂枝汤而成。方中黄芪既能补诸虚不足，又能通调血脉，补而不滞；党参、白术、甘草健运中州；当归和血养阴；柴胡、升麻升清而浊阴自降；陈皮通利气机，加桂枝汤和营之滞、助卫之行。诸药共用，气血得养，外寒可解。正如《女科切要》所言："或欲祛邪，必兼补剂，殊为切当。若以峻剂攻之，再损气血，危可立待；或恶露当去者，亦须急去，故生新温养为主，斯得其正也。"

十、朱跃兰医案

患者，女，32 岁，2013 年 6 月 6 日初诊。患者一年前顺产一女，产褥期间不慎受寒，逐渐出现四肢关节肌肉畏寒，下肢尤为明显，时常诉自感有风从四肢关节处吹出，平素需较他人多穿衣物，且不能露双肩、双踝。症状严重时可伴四肢关节肌肉疼痛，且逐渐加重，影响日常工作生活，伴周身酸楚，乏力，入睡困难，不易出汗，情绪抑郁，叙述病情时多次欲哭，月经可，纳差，小便可，大便不成形，每日2或3次，舌质暗淡，苔白微腻，脉沉细。发病以来多次查类风湿因子、抗环瓜氨酸抗体、红细胞沉降率、C反应蛋白等均未见异常。中医诊断为产后风湿，证属阳气不足、寒湿瘀阻。治宜温阳益气，散寒祛湿，化瘀通络。

处方：附子15g（先煎），干姜10g，炙甘草10g，炒白术15g，狗脊15g，桂枝10g，防风10g，当归10g，川芎10g，透骨草15g，海风藤15g，穿山龙15g，全蝎3g，砂仁6g，酸枣仁15g，首乌藤15g。7剂，水煎服，每日1剂。同时采用中药熏蒸外治法治疗，隔日1次。

2013年6月13日二诊：患者自诉汗出较前增多，汗出后周身酸楚消失，四肢关节肌肉畏寒稍有减轻，但遇风寒后仍可加重，入睡较前容易，大便次数减少。调整处方如下：附子30g（先煎），干姜15g，炙甘草15g，炒白术15g，狗脊15g，防风10g，当归10g，川芎10g，透骨草15g，海风藤15g，穿山龙15g，全蝎3g，砂仁6g，酸枣仁15g，首乌藤15g。7剂，水煎服，每日1剂，中药熏蒸治疗改为隔两日1次。

2013年6月20日三诊：患者自诉四肢关节肌肉畏寒明显减轻，但仍不能露双肩、双踝，大便成形，每日1次。嘱患者继服二诊方7剂，暂停中药熏蒸治疗。2013年6月27日电话随访，患者目前四肢关节肌肉畏寒明显减轻，风从四肢关节处吹出感觉已消失，可露双肩、双踝，但仍需较他人多穿衣物，嘱其暂停口服中药，适当锻炼，不适随诊。

按：妇女产后机体处于"百脉空虚，百节开张，血脉流散"的状态，机体气血俱亏虚，尤以阳气不足为主。阳气不足，卫外不固，风、寒、湿乘虚侵袭机体，痹阻经络，导致气血运行不畅，而出现一系列风湿性症状。本例患者证属阳气不足、寒湿瘀阻，治宜温阳益气、散寒祛湿、化瘀通络，方用甘草附子汤加味。方中附子、干姜、甘草、白术、桂枝、防风、狗脊、透骨草、海风藤温阳益气、祛风、散寒祛湿；当归、川芎养血和血；穿山龙、全蝎化瘀通络止痛；酸枣仁、首乌藤养心安神；砂仁化湿醒脾。二诊诸症减轻，守方微调，去掉辛温发散之桂枝。三诊继服二诊方7剂调理善后。

十一、刘维医案

患者，女，23岁，2012年9月9日初诊。以周身关节肌肉间断疼痛8个月、加重3天为主诉就诊。患者8个月前顺产后3天受风，出现周身关节肌肉刺痛，伴有气短、心慌，就诊于当地县医院，予地塞米松、葡萄糖酸钙治疗，症状缓解后出院。而后又受风，症状反复发作，未诊治。3天前受风后，周身肌肉关节刺痛加重。刻诊：周身肌肉关节刺痛，有时肌肉酸软，畏风寒，伴有气短，心慌，纳可，寐欠安，舌淡，苔白腻，脉沉细。辅助检查：红细胞沉降率6mm/h，类风湿因子＜10IU/mL，C-反应蛋白＜3.19mg/dL，抗链球菌溶血素"O"97.2IU/mL；抗核抗体阴性。中医诊断为产后痹。辨证为气血亏虚兼风证。治宜益气养血，调和营卫，祛风止痛。予八珍汤加味。

处方：党参10g，茯苓15g，炒白术15g，炙甘草10g，当归10g，熟地黄10g，川芎10g，白芍10g，桂枝10g，防风10g，秦艽15g，威灵仙15g，豨莶草15g。14剂，水煎服，每日1剂。

二诊：2012年9月22日。全身肌肉刺痛好转，恶风减轻，气短、心慌好转，服药后胃口不适，大便稀，小便可，纳寐可，舌淡，苔白腻，脉沉细。以原方加减，去白芍、川芎，加砂仁6g，白豆蔻10g。14剂。

三诊：2012年10月6日。肌肉刺痛较前好转，胃脘部不适减轻，怕风，纳寐可，二便调，舌淡，苔黄，脉沉细。以原方加减，加生黄芪15g。14剂。

四诊：2012年10月20日。肌肉偶有轻微刺痛，口渴欲饮水，咽痛，纳可，时有恶心，大便1天1次，小便黄，舌暗红，苔黄腻，脉滑。以原方加减，去黄芪、白豆蔻，加麦冬20g，黄连6g，牛蒡子10g，清半夏10g，陈皮10g。患者继续随诊，2周复诊1次。

2013年8月3日复诊，患者肌肉刺痛症状基本消失，无其他不适症状。

按: 本例患者属于产后气血亏虚, 致营卫不和, 腠理空虚, 风寒湿邪乘虚而入, 邪气痹阻肌肉, 致使气血运行不畅, 出现肌肉刺痛、心慌、气短、怕风怕冷。治宜益气养血、调和营卫、祛风止痛, 方药以八珍汤加味。方中党参与熟地黄相配, 益气养血为君药; 当归、白芍养血和营, 助熟地黄滋养心肝, 茯苓、白术健脾渗湿, 助党参益气健脾; 桂枝助卫阳, 通经络, 解肌发表, 祛在表之风邪, 桂枝、芍药合用为调和营卫的基本结构; 川芎活血行气止痛, 使其补而不滞; 防风、秦艽、威灵仙、豨莶草为常用祛风湿、通络止痛之品; 炙甘草调和诸药。诸药配伍, 相得益彰, 补益气血与祛风湿并用, 扶正与祛邪兼顾, 调和营卫, 表里同治, 使风湿俱去, 诸症自除。二诊气血较前恢复, 故肌肉刺痛减轻; 但祛风湿祛邪之品多伤胃气, 服药后出现胃脘不适, 大便稀, 去除白芍、川芎, 加砂仁、白豆蔻化湿行气护胃。三诊诸症减轻, 怕风, 加生黄芪以益卫固表。四诊由于方中辛甘温之品居多, 内生湿热, 表现为口渴, 咽痛, 小便黄, 苔黄腻, 脉滑, 去黄芪、白豆蔻, 加麦冬、黄连、牛蒡子以清热养阴利咽, 使阴阳平调, 清半夏、陈皮健脾燥湿。治疗风湿疾病多用辛热香燥之品, 因辛味发散, 燥能化湿, 偏寒时, 非温热不解。但辛可耗散气血, 香燥能损伤阴津, 如果产后风湿的治疗中一味投以辛燥, 会加重本已衰少之气血, 更可伤阴动血, 出现变证。妇人产后气血虚弱, 津液亏虚, 故应谨记使用药性平和之品, 或酌加黄连、麦冬、石斛、知母、地黄、白芍、当归、路路通、豨莶草等养阴清热之品, 寒温并用, 相得益彰。

十二、温成平医案

患者, 女, 33 岁, 2013 年 1 月 30 日初诊。患者 2009 年 6 月剖宫产后逐渐出现畏寒肢冷, 下肢为甚, 有冷风透骨感, 周身酸楚, 不易出汗, 情绪抑郁, 自诉病情时数次欲哭, 月经尚准, 纳食可, 二便调, 夜寐不佳, 舌质黯红, 苔白微腻, 脉细涩。曾断续服"温阳"中药, 效果不佳。查: 类风湿因子 < 20IU/mL, 红细胞沉降率 9mm/h, 抗链球菌溶血素 < 200IU/mL。中医诊断为产后风湿, 证属营卫失调、肝郁血滞。治法为疏郁化瘀通

络、温经养血和营。

处方：葛根30g，附子、夜交藤、鹿角霜各20g，薏苡仁18g，炒白芍、淫羊藿各12g，桂枝、炙麻黄、川芎、桃仁、红花、没药各10g，柴胡9g，炙甘草6g，细辛4g。共7剂。

二诊：服上药7剂后自觉微微出汗，畏寒怕冷明显好转，仍觉周身酸痛，夜寐易醒，醒后心中烦乱，舌质黯，苔白微腻，脉细略涩。调整处方：煅龙骨（先煎）、青风藤各30g，山药、鸡血藤、鹿角霜各20g，薏苡仁18g，炒白芍、杜仲、合欢皮、茯神各12g，桂枝、薄荷（后下）、瓜蒌皮、乌梢蛇、桃仁各10g，柴胡9g，砂仁8g（后下），炙甘草6g。14剂。

服上方14剂后诸症缓解，继服14剂后未再就诊。

按： 本案患者产后气虚血弱、卫气不固，则风湿邪气相合乘虚而入，营卫失和，气血痹阻不通，发为产后风湿。加之情志抑郁，肝气郁结明显，气血瘀滞更甚。患者畏寒肢冷是因营卫失调，卫阳被遏及经脉瘀滞，阳气不通所致，且病程日久，阳气亦有损伤，但非单纯之阳虚证，故服用"温阳"中药效果不佳。温师谨守病机，以疏郁化瘀通络、温经养血和营为法，以《金匮要略》葛根汤为基础方加减。"太阳病，项背强几几，无汗恶风，葛根汤主之。"本案下肢酸痛同"项背强几几"类似，均由于足太阳膀胱经脉经气不通所致，故可用葛根汤治疗。在此基础上，加桃仁、红花、附子、淫羊藿、细辛、没药，以加强温经活血作用，加柴胡、川芎疏肝理气行瘀。服药后，患者自觉微微汗出，营卫已调，经脉渐通，而湿邪、瘀滞尚未尽除，并且邪气久郁，有化热之象，故出现夜寐易醒、醒后心中烦乱之症。二诊以煅龙骨、薄荷、合欢皮、柴胡疏肝解郁、宁心安神，加青风藤、鸡血藤、乌梢蛇舒经络、祛风湿，服药近1个月，诸症得解。

十三、郑福增医案

患者，女，36岁，2016年8月3日初诊。患者于2个月前小产后受风感寒出现肩、背、手、双膝等多关节疼痛、晨僵。症见：手足冰凉，双手关节晨僵较重，活动后稍减，遇暖则痛减，不易入睡，醒后难眠，情绪低落，乏力，少气，二便正常，月经未行，自觉症状日重。舌质淡，苔薄白，脉沉细。夏季天气炎热，亦觉关节透风，穿衣相对较厚。实验室检查：类风湿因子、自身免疫抗体、抗 CCP 抗体均阴性。西医诊断：产后关节痛。中医诊断：产后痹。证属气血亏虚，营卫失和，外感风寒。治法：补养气血，调和营卫，祛风散寒。

处方：太子参 30g，黄芪 30g，炒白术 30g，当归 15g，川芎 12g，熟地黄 18g，桂枝 12g，炒白芍 18g，桑寄生 18g，威灵仙 18g，茯苓 18g，防风 15g，煅龙骨 30g，香附 15g，全蝎 6g，炙甘草 6g。14 剂，水煎服，每日 1 剂，早、晚分服。

二诊：2016 年 8 月 17 日。患者关节疼痛、晨僵、乏力少气减轻，仍恶风畏寒、夜寐差、情绪低落，守方加制附子 15g（先煎），鸡血藤 30g，远志 15g，酸枣仁 15g。14 剂，服法同前。

三诊：2016 年 9 月 2 日。患者症状显著缓解，精神基本恢复正常，面色红润，睡眠可。舌质淡，苔薄黄，脉细。巩固疗效，上方减煅龙骨、制附子、全蝎、太子参、防风、酸枣仁，加菟丝子、酒萸肉各 18g。7 剂，服法同前。服用后，诸症明显缓解，未再就诊。

按：产后是气血大亏的特殊生理时机，营卫失调，易受外邪乘虚而入。将八珍汤与黄芪桂枝五物汤、玉屏风散加减应用，以求养血活血、散寒通痹。方中太子参、黄芪、白术、熟地黄益气健脾，滋肾养血，扶助正气；桂枝、白芍调和营卫；桑寄生、威灵仙、茯苓、防风祛风散寒除湿；当归、川芎、全蝎和血通痹；煅龙骨重镇安神，改善睡眠；香附疏肝理气；炙甘草调和诸药，补脾益气。二诊加制附子加强温阳散寒之效，据记载附子为中药四大主药之一，治疗证之要药；鸡血藤养血活血，合全蝎通经活络止痹痛；远志、酸枣仁养心安神。三诊病症明显好转，上方减煅龙骨、制附子、全蝎、太子参、防风、酸枣仁，加菟丝子、酒萸肉调补肝肾，内外结合，表里通达，提高疗效。产后痹临床治疗以"气血虚"为本，但不可一概而论，应灵活变通，辨证论治；同时也需注意风药勿过辛散，祛湿勿过刚燥，治以平补阴阳，中病即止，方收良效。

十四、杨德才医案

患者，22 岁，2015 年 7 月 24 日初诊，时令大暑。因"产后 1 个月关节疼痛伴畏寒肢冷"入院。患者 1 个月前自然分娩后，家中长期使用空调，温度保持在 28 ～ 30℃，正午外出阳台感受热风侵袭，遂出现四肢关节疼痛，手足怕凉，遇温则痛减体舒，遇寒则疼痛加重，带下恶露，色鲜红，量少，多汗，觉冷风飕飕钻入汗孔，睡觉时需覆被。现症见：四肢大关节游走性疼痛，手足不温，燥热多汗，心烦易怒，腰膝酸困，带下恶露，色鲜红，量少，睡眠差，多汗，二便尚调，纳可，舌淡红、苔薄黄，脉细数。诊断为产后痹之阳虚风温证。治以补肾温阳、疏风活络为法。自拟知柏十全汤加减。

处方：知母 10g，黄柏 6g，薄荷 6g，西洋参 6g，党参 15g，白芍 20g，茯苓 10g，茯神 15g，甘草 10g，生地黄、熟地黄各 15g，黄芪 10g，当归 20g，小蓟 10g，羌活、独活各 10g。10 剂。嘱患者忌食生冷，避免风寒劳累。

8 月 3 日二诊：患者诉全身关节游走性疼痛明显减轻，手足温度如常，午后仍偶有燥热感，带下恶露减少，色红，量极少，舌边红，苔薄黄，脉细数。继上方去薄荷，改西洋参为 15g，加威灵仙 10g，秦艽 10g。10 剂。

8 月 12 日三诊：患者恶露尽，症状全部好转，嘱患者口服中成药十全大补丸善后。

按：患者产后 1 个月，气血亏虚，肝肾不足，以十全大补汤为基本方，然长期使用空调，寒气内侵，复又感风温之邪，以致形成寒热交结之象，故在辨证治疗时适当加入薄荷、羌活、独活等以祛外邪，病告痊愈。

十五、杨莉医案

梁某，女，31 岁，产后 10 个多月。四肢冷痛月余，怕冷恶风甚，无口疮、脱发及雷诺现象，舌淡苔白，脉沉。辅助检查 RF 阴性（3 次）、ESR 阴性，考虑为气血亏虚、营卫不和证，治以养血为主，予以黄芪桂枝五物汤合玉屏风散加减。

处方：桂枝 15g，生白芍 15g，大枣 20g，生甘草 6g，生黄芪 30g，当归 15g，白附片 15g，羌活 15g，防风 15g。

1 个月后复诊，患者四肢冷痛缓解不明显，无怕冷恶风，原方附片增至 30g，加鹿角霜补益肝肾，加党参 30g 补气。持续服药半个月，症状较前有所缓解，上方加干姜、熟地黄各 15g，山药 30g，服药 1 个月后患者症状基本消失。

按：患者产后气血亏虚招致外邪侵袭而发病，"宜滋养，以养血为主，稍参宣络，不可峻投风药"，予以黄芪桂枝五物汤合玉屏风散益气固表、祛邪通络。病情缓解不明显，脉见沉细滑，考虑肝肾亏虚，加用补益肝肾药后病情得以控制。早在《经效产宝》《傅青主女科》等书中就记载"产后中风，由产伤动血气，劳损脏腑，未平复起早劳动，气虚而风邪气乘之，故中风""凡病起于血气之衰，脾胃之虚，而产后尤甚"等观点，指出患者产后正气亏虚是该病的发病基础。杨师认为在辨证的基础上准确使用扶正法往往可以获得较好的疗效，切不可一味攻邪，致使正虚邪恋。应在补益正气的基础上，辨证使用祛风湿、通经络、虫蚁搜刮等方法祛邪外出。在治疗本病过程中不仅可以选择中药内服，也可配以艾灸温阳补气、针刺引阳气外行、拔火罐祛湿散寒等外治法，更需叮嘱患者少接触冷水，注意保暖。

参考文献：

[1] 杨艳卓，李其忠．丁甘仁辨治产后病脉案举隅 [J]．中医临床研究，2017，9（17）：96-98．

[2] 赵平生，孙志敏，焦新标．傅方珍治疗产后身痛验案 [J]．山西中医，1995（2）：31-32．

[3] 陈祎，张华东，黄梦媛，等．路志正教授治疗产后痹经验 [J]．世界中西医结合杂志，2011，6（3）：187-188．

[4] 姜泉，焦娟，张华东．路志正调和营卫治疗产后痹临床经验 [J]．北京中医药，2010，29（9）：664-666．

[5] 冉青珍.国医大师路志正从虚论治产后痹经验浅述[J].中华中医药杂志，2017，32（3）：1090-1092.

[6] 邓彦之，周学平.国医大师周仲瑛教授从营卫论治产后风湿[J].浙江中医药大学学报，2018，42（9）：703-705.

[7] 韩淑花，杜丽妍，周彩云，等.房定亚教授论治产后痹[J].环球中医药，2016，9（3）：332-333.

[8] 王清林.冯兴华教授治疗产后风湿病的经验与数据分析[D].北京：北京中医药大学，2015.

[9] 夏淑洁，王义军，胡荫奇.胡荫奇虚实兼顾治疗产后风湿经验[J].北京中医药，2017，36（9）：810-812.

[10] 葛跃，张秦，王玉明.王玉明治疗产后风湿症经验[J].北京中医药，2015，34（8）：638-640.

[11] 徐梦，毕翊鹏，刘春丽，等.彭江云教授治疗产后痹经验举隅[J].中国民族民间医药，2016，25（17）：62-64.

[12] 韦尼，史云晖，朱跃兰.朱跃兰治疗产后风湿症经验[J].北京中医药，2015，34（6）：450-453.

[13] 谢丽红，刘维，吴沅皞.刘维教授治疗产后痹举隅[J].风湿病与关节炎，2015，4（5）：45-47.

[14] 肖雯晖.温成平治疗产后风湿经验[J].安徽中医药大学学报，2014，33（1）：38-40.

[15] 郑福增，杨少祥.经方辨治产后痹经验[J].风湿病与关节炎，2018，7（2）：59-60.

[16] 魏保庭，梁昀，魏璐，等.杨德才治疗产后痹验案3则[J].湖南中医杂志，2016，32（12）：109-111.

[17] 谢静思，杨芳，陈丽莉.杨莉治疗产后风湿经验[J].湖南中医杂志，2015，31（3）：36-37.

第九章

临床与实验研究

一、病名研究

现有的中医古代医籍中尚无"产后风湿病"的病名,《中医妇科学》对本病的定义:"产妇在产褥期内,出现肢体或关节酸楚、疼痛、麻木、沉重的症状,称为产后痹,又称产后遍身疼痛、产后关节痛、产后痹证、产后痛风,俗称产后风。"对本病的论述,最早见于唐代《经效产宝·产后中风方论》,指出病因为产伤动血气,风邪乘之;症状为产后中风,身体疼痛,四肢痿弱不遂。宋代《当归堂医丛·产育宝庆集》首记载产后痹:"产后遍身疼痛。"古籍中病名记载较为繁乱,杨仓良认为由于本病症状各种各样,用 1～2 个症状命名诊断不够全面,为了既体现其特殊的发病时期和病因,又能概括其所有症状,将其命名为产后风湿病。路志正教授在风湿病学会议上将本病中医病名命名为产后痹,既说明了疾病发生的特定人群、特定时间,亦阐明了疾病"痹则不通"的病机特点,被中医风湿界广泛应用。王玉明将本病称为产后痹,并指出产后痹与中医所称产后病为同一种疾病。产后痹有广义、狭义之分。广义指产后或褥期发生的疾病。狭义指产妇在产褥期内或产后,出现肢体疼痛、酸楚麻木、重着、畏风恶寒以及关节活动不利等症。现临床上将在产褥期内出现肢体关节风湿症状者,不论病程长短,统称为产后风湿病。

二、症状研究

产后痹主要表现为关节和全身症状,病机不同则表现各异。如《笔花医镜》记载:"产后身痛,若遍身手按更痛者,瘀血凝滞也,四物汤加黑姜、桃仁、红花、泽兰化之;若身痛喜按者,血虚也,四物汤加黑姜、参、术补之;若兼风寒,必头痛鼻塞恶寒,宜古拜散加当归、川芎、秦艽、黑姜散之。产后腰痛,若上连脊背,下连腿膝者,风也,独活寄生汤主之;若专腰痛者,虚也,八珍汤加杜仲、续断、肉桂;若恶露不尽,痛如锥刺者,速用桃仁汤化之,免作痈肿。"《妇人良方》:"夫产后中风、筋脉挛急者,是气血不足,脏腑俱虚,日月未满而早劳役,动伤脏腑;虚损未复，为风邪冷气初客于皮肤经络，则令人顽痹不仁，羸乏少气，风气入于筋脉，夹寒则挛急也。"《陈素庵妇科补解》中论述："外风趁虚而入，余血因虚而阻，遍身筋脉时作疼痛，甚者腰背强硬，不能俯仰，手足拘挛，不能屈伸。""产后两胯痛，连臀俱酸痛者……治宜养血温经。""产后气血俱损……瘀血流注经络，阻而不行，两膝酸痛麻软，步行艰难，得寒尤甚。"综上记载可见，产后痹可累及全身关节，详细记载的包括腰、膝、胯等，而疼痛包括刺痛、按之加重，疼痛喜按，酸痛麻木，腰背强硬、不能俯仰，手足筋脉拘挛、难以屈伸，亦记载了患者感风寒则头痛鼻塞恶寒的全身症状。

《实用中医风湿病学》中产后痹主要临床表现为肢体肌肉关节酸楚、疼痛、麻木、重着，恶风，怕冷或功能轻度受限等。高明利、张欣悦通过对《中华医典》中106例产后痹医案的研究发现，其常见症状包括肢节疼痛、活动受限，腰酸痛，发热，四肢麻木，畏风恶寒，多汗，腹痛，四肢无力，肢体肿胀，筋脉拘挛，纳差等。王玉明认为产后痹以怕风怕凉为主要表现，仅有轻度疼痛，伴自汗，盗汗，乏力，气短，心悸，失眠，易反复感冒，腹胀纳少，肢体麻木，头晕耳鸣等，有情绪焦虑或抑郁的患者伴随症状较多。

现代妇女在产后应对压力能力降低的情况下，既要照顾孩子，还要担忧自己的工作，日夜忧思劳累，对产妇造成心理压力，导致情绪紊乱、抑郁、焦虑，从而引起一系列生理、病理反应，发展为产后抑郁症。临床所见此类患者对生活悲观失望，对自己的身体过度关注，出现一系列身体不适感，包括关节肌肉及皮肤疼痛不适、游走不定，恶风汗多等。国外统计产后抑郁症的平均发病率为13%，国内报道数据不尽相同。钱耀荣等通过对国内文献进行系统分析，得出我国产后抑郁症的发病率为14.7%。

三、病因病机研究

《内经》记载"风寒湿三气杂至合而为痹也"，提出了痹病的发病原因。《金匮要略》在妇人产后病篇提出产后妇女具有多虚多瘀的特点；我国第一部妇产科专著、唐代的《经效产宝·产后中风方论》云："产后中风，由产伤动血气，劳损脏腑，未平复起早劳动。气虚而风邪乘之，故中风。"故本病的病因病机不外乎正气亏虚、感受外邪、瘀血阻滞、劳倦内伤等，正气亏虚包括气血不足、肾气肾阳不足等。

现代医家对本病病因病机的认识大体与古人相同。娄多峰教授在前人认识的基础上又通过数十年的临床总结，将其病因概括为"虚邪瘀"，形成了系统完整的病因学理论。通过"虚邪瘀"理论，探讨产后痹的病因病机，以期更进一步抓住产后痹的病因本质，指导临床遣方用药及调摄护理，从而提高疗效。路志正教授认为，营卫失调是产后痹发病的重要原因之一，营卫之气具有濡养调节、卫外固表、抵御外邪的功能，气血亏虚，风湿之邪极易乘虚而入，外邪留著营卫，营卫失和，气血痹阻不通则发为痹证。正如《素问·痹论》所云："荣卫之气亦令人痹乎……逆其气则病，从其气则愈，不与风寒湿气合，故不为痹。"胡荫奇认为产后痹发病是内因与外因共同作用之结果。内因是由于气血不足，腑脏俱虚，卫外不固；外因是感受风、寒、湿、热之邪，邪气痹阻经络而发病。产后痹的病机是正虚邪侵、痹阻经络、经脉筋骨失养，病性属本虚标实，病证属虚实夹杂。郭飞飞利用数据挖掘平台，对名中医王子瑜教授治疗产后痹的医案及处方数据进行挖掘分析，结果显示"产后体虚""风寒侵袭"为产后痹的主要病因病机。王子瑜教授认为，妇女产后以"多虚多瘀"为主要特点，气血亏虚，肝肾不足，感受外邪为主要病因病机，以虚为主。妇女在整个妊娠期间，气血都以下注冲任养胎元为主，而气血为脏腑所化生，加之产时用力、出汗、出血，耗气伤津伤血，均导致妇女产后气血、脏腑亏虚，以气血、肝肾亏虚为主。李志铭认为，产后痹的病因病机为气血亏虚、脉络失养，风寒犯宫而致身痛；或者由于产后气血虚弱，外感风寒，脉络瘀阻而致。

四、辨证论治研究

产后痹作为妇女产后的常见病、多发病，中医药治疗疗效确切，但缺乏规范的辨证因子分级量化标准，导致临床病情评估和疗效评价难以客观化。

　　李雪微从中医理论及临床实践出发，拟定23个产后风湿辨证因子及其分级量化细则。气血亏虚证为其主证；结合文献及临床经验，总结出产后风湿的4个兼证，分别为肝肾亏虚证、脾虚夹湿证、肝郁气滞证、瘀血阻滞证；提出了最能反映产后风湿的23个中医辨证因子，其中关节疼痛、肢体麻木、畏寒、乏力、多汗为本病的主要辨证因子，即气血亏虚的主证。腰膝酸软、精神萎靡等为肝肾亏虚的兼夹证表现，胃脘痞满、食少纳呆等为脾虚夹湿的兼夹证表现，心烦不安、情志忧郁等为肝郁气滞的兼夹证表现，恶露不畅、下腹刺痛等为瘀血阻滞的兼夹证表现。以上诸症为次要辨证因子，将为临床及科研提供有益的帮助。

　　郭飞飞利用数据挖掘平台，对名中医王子瑜教授治疗产后痹的医案及处方数据进行挖掘分析，结果显示，立法以"补益肝肾""益气养血""强筋健骨""活血通络"为最多，其次还有"补养脾胃""活血化瘀""柔筋止痛""清热解毒""固表止汗""清下焦湿热"等。其使用频次最多的前11味药为当归、白芍、杜仲、桑寄生、川芎、党参、炙黄芪、鸡血藤、千年健、独活、熟地黄，与处方智能分析系统所分析的使用权重（相对药量）最多的前11味药（杜仲、当归、白芍、桑寄生、川芎、党参、炙黄芪、淫羊藿、鸡血藤、黄芪、桂枝）和临床研究部分王老在益气养血、补益肝肾、活血通络的治疗原则下拟定的经验方（党参、炙黄芪、熟地黄、白芍、当归、川芎、杜仲、桑寄生、独活、桂枝、鸡血藤）在药物组成上基本一致。临床观察以王老经验方辨证加减治疗产后痹患者，疗效显著。

　　范颖方对产后痹的病因病机及遣方用药进行了探讨，认为产后气血亏虚、复外感风寒湿邪及瘀血留滞为本病的重要病因病机，从而确立了甘温补虚、扶正以祛邪及养血通络的有效治疗方法，以产后风湿饮（生黄芪30g，桂枝10g，白芍30g，当归12g，地黄30g，青风藤30g，鸡血藤30g，防风12g，生甘草12g，生姜6片，大枣6枚，米酒15～30mL）为治疗组，以正清风痛宁缓释片为对照组，共观察45例患者。结果表明，治疗组在控显率、改善临床症状、体征及随访观察等方面均显著优于对照组。结合临床及现代药理研究发现，利用中药提高免疫功能、抗炎镇痛、改善组织血液灌注及毒副作用小等优势遣方用药，可能是产后风湿饮治疗产后痹取得疗效的主要机制。

曾红丽辨证分型治疗产后风湿病，将符合纳入标准的产后风湿病患者分为治疗组和对照组，两组均分为气血两虚证、风寒湿证、血瘀证和肾虚证四个证型。治疗组共 31 例采用中药辨证施治：①气血两虚证方药：黄芪桂枝五物汤加减。②风寒湿证：独活寄生汤加减。③血瘀证：桃红四物汤加减或生化汤加减。④肾虚证：养荣壮肾汤合金匮肾气丸加减。对照组共 26 例予中成药祛风止痛胶囊治疗。经过 3 个疗程治疗后观察，中药治疗组疗效总有效率为 96.77%，控显率为 41.16%；对照组总有效率为 61.54%，控显率为 0。对治疗组与对照组治疗后疗效进行分析，结果显示，差异具有统计学意义。通过中医辨证分型治疗产后风湿病可有效改善患者临床症状，且 31 例患者均显示了较好的安全性。

蔡璧合收集 2011 年 9 月至 2015 年 2 月汪悦教授病案资料档案及江苏省中医院门诊中符合产后病标准的 194 例产后痹病案，用 Microsoft Office Excel 软件对所录数据进行统计与归纳，发现各家对于产后痹病因病机的基本认识以气血亏虚、筋骨关节失养为本。同时将 2014 年 4 月至 2015 年 2 月汪悦教授病案资料档案及江苏省中医院门诊中符合产后痹标准的气虚血瘀、风寒痹阻型的 52 例病案进行临床疗效观察，并通过视觉模拟评分法（VAS）、自拟项目综合量化评分表化及 Zung 焦虑抑郁量表（SAS、SDS）进行治疗前后的比较，结果发现，黄芪桂枝五物汤在治疗产后痹的临床运用上，对改善患者关节疼痛、活动受限等症状有确切的疗效，对控制病情及调节免疫功能有一定的作用，具有良好的疗效及安全性，弥补服用西药不能哺乳的缺点，除了提升医从性及就医意愿外，也改善了患病者的生活质量，奠定了中医药在临床治疗产后痹的基础。

参考文献:

[1] 张玉珍.中医妇科学 [M].2 版.北京:中国中医药出版社,2002.

[2] 杨仓良,赵伟,曹艳玲,等.产后风湿康胶囊治疗产后风湿病 310 例疗效观察 [J].新中医,2005,37（5）:55.

[3] 李雪微,李延萍,吴斌.产后痹中医辨证因子分级量化研究 [J].风湿病与关节炎,2017,6（5）:48-50.

[4] 李雪微,李延萍,吴斌.产后痹中医辨证因子分级量化研究 [J].风湿病与关节炎,2017,6（5）:48-50.

[5] 路志正,焦树德.实用中医风湿病学 [M].北京:人民卫生出版社,1996.

[6] 王玉明.对产后痹的认识 [J].风湿病与关节炎,2012,1（1）:54-56.

[7] OHara MW, Stuart S, Gorman LL, et al. Efficacy of interpersonal psychotherapy for postpartum depression[J].Archives of general psychiatry,2000,57（11）:1039.

[8] 钱耀荣,晏晓颖.中国产后抑郁发生率的系统分析 [J].中国实用护理杂志,2013,29（12）:1-3.

[9] 丁秀君,曹禹.产后抑郁症的病因病机及预防对策 [J].中国社区医师,2008,10（17）:84.

[10] 王九一,赵秀勤.路志正治疗产后痹病的经验 [J].北京中医,1992（6）:4.

[11] 国培.中医妇科学 [M].济南:济南出版社,1995.

[12] 王承德,沈丕安,胡荫奇.实用中医风湿病学 [M].北京:人民卫生出版社,2009.

[13] 张欣悦.基于明清时期医案产后痹辨治规律研究 [D].沈阳:辽宁中医药大学,2017.

[14] 王淑静,娄玉钤.娄多峰"虚邪瘀"理论与产后痹 [J].风湿病与关

179

风湿病中医临床诊疗丛书·产后痹分册

节炎，2014，3（5）：49-51.

[15] 姜泉，焦娟，张华东.路志正调和营卫治疗产后痹临床经验[J].北京中医药，2010，29（9）：664-666.

[16] 王绍华，胡悦，唐先平.胡荫奇病证结合治疗产后痹经验[J].中华中医药杂志，2017，32（9）：4053-4055.

[17] 李志铭.产后风（痹）防治探讨[J].深圳中西医结合杂志，2009，19（5）：265-298.

[18] 郭飞飞.王子瑜教授治疗产后痹的经验及数据挖掘分析[D].北京：北京中医药大学，2013.

[19] 范颖方.产后风湿饮治疗产后痹状的临床研究[D].济南：山东中医药大学，2005.

[20] 曾红丽.辨证分型治疗产后风湿病的临床观察[D].成都：成都中医药大学，2014.

[21] 蔡璧合.产后痹的证治规律研究[D].南京：南京中医药大学，2015.